MEDIATION

Konflikte anders lösen!

Originalausgabe
Veröffentlicht im winwinverlag
Ludwigsburg, 2011
Gestaltung und Satz:
www.think-pink.cc, Ludwigsburg
Druck und Bindung: printworks Druckdienstleistungen GmbH
Papierhinweis: gedruckt auf 90g/m² Werkdruck bläulich weiss
Printed in Germany

ISBN 978-3-9812142-1-5

Titelfoto: © Sergio Bellotto / www.istockphoto.com

INHALT

Sabine Leutheusser-Schnarrenberger
Bundesministerin der Justiz
Mitglied des Deutschen Bundestages

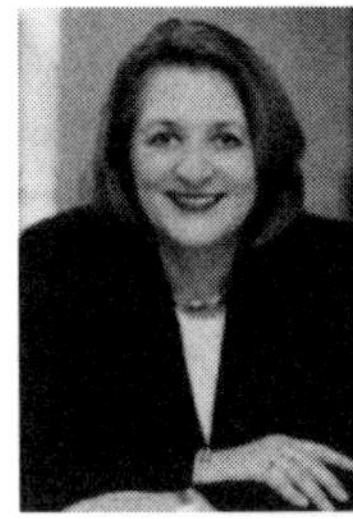

Geleitwort für das
Lesebuch Familienmediation: „Mediation: Konflikte anders lösen!“

Die Beilegung von Konflikten durch Vermittler hat eine lange Tradition. Schon vor mehr als 2500 Jahren wählten die Bürger Athens Solon zum Vermittler, um einen Bürgerkrieg abzuwenden; und der Westfälische Friede, der den 30-jährigen Krieg beendete, erwähnte einen Ritter, der „den Auftrag eines Mediators unabhängig von den Begehrlichkeiten der Parteien während beinahe fünf Jahren unverdrossen erfüllt und damit den Frieden möglich gemacht hat“.

Im 20. Jahrhundert wurde der Gedanke der Mediation wieder aufgegriffen und ich möchte sie noch stärker fördern. Streitende wissen oft selbst am besten, wie ihr Konflikt zu lösen ist. Eine Mediation kann häufig ein zeitaufwändiges und kostspieliges Gerichtsverfahren vermeiden und dazu beitragen, dass beide Parteien als Gewinner aus dem Konflikt hervorgehen. Ein neues Mediationsgesetz soll diese einvernehmliche Streitbeilegung in Zukunft weiter stärken. In ihm soll nur das unerlässlich Notwendige geregelt werden, zum Beispiel die Aufgaben und Pflichten der Mediatorinnen und Mediatoren. Alles Weitere soll sich ohne Einflussnahme des Gesetzgebers entwickeln.

Die Praxisberichte namhafter Mediatorinnen und Mediatoren, die in diesem Buch zusammengefasst sind, machen die vielfältigen Erfahrungen in Deutschland, Österreich und der Schweiz anschaulich und können dazu beitragen, eine *„Good Practice“* zu schaffen. Das ist genau die Form der Weiterentwicklung der Mediation und ihrer Qualität, die ich mir erhoffe. Deshalb wünsche ich diesem Buch eine weitere Verbreitung und allen Leserinnen und Lesern eine ertragreiche Lektüre.

Sabine Leutheusser-Schnarrenberger, MdB
Bundesministerin der Justiz

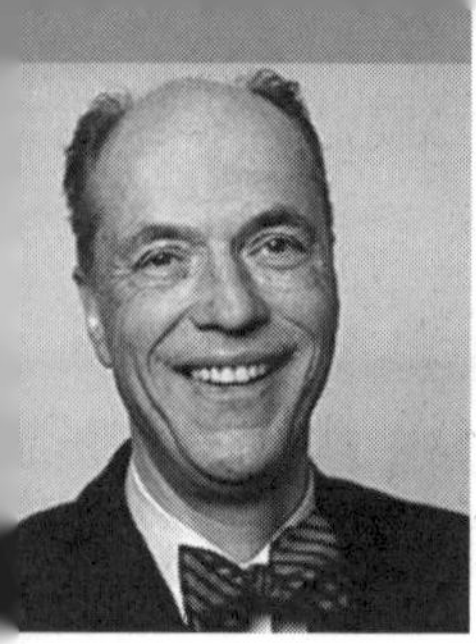

Vorwort

Christoph C. Paul

Fast zwanzig Jahre liegen zwischen den ersten Anfängen der Mediation im deutschsprachigen Raum und der Entstehung dieses Lesebuches. Seine Autorinnen und Autoren stammen aus Deutschland, aus Österreich und der Schweiz; sie sind in allen Bereichen der außergerichtlichen Konfliktregelung tätig und haben die Mediation in Lehre und in Praxis von den ersten Anfängen bis heute wesentlich geprägt. In den ersten Jahren ging es häufig darum, den „richtigen" Weg zu suchen und zu beschreiben.

Jetzt, nach vielen Jahren der Praxis, sind wir offen für die unterschiedlichen Stile, Modelle und Sichtweisen in der Mediation, sind wir neugierig, wie die Kolleginnen und Kollegen arbeiten, wie sie ihre balancierte Wertschätzung gegenüber den Medianten bewahren etc. Dieses Buch gibt der Familienmediation die Bühne für die Beschreibung ihrer Vielfalt und ihres Reichtums und natürlich auch ihrer Grenzen. Die in diesem Lesebuch enthaltene Sammlung der Praxisberichte aus den verschiedensten Bereichen der Mediation offenbart den großen Schatz der vielfältigen Erfahrungen.

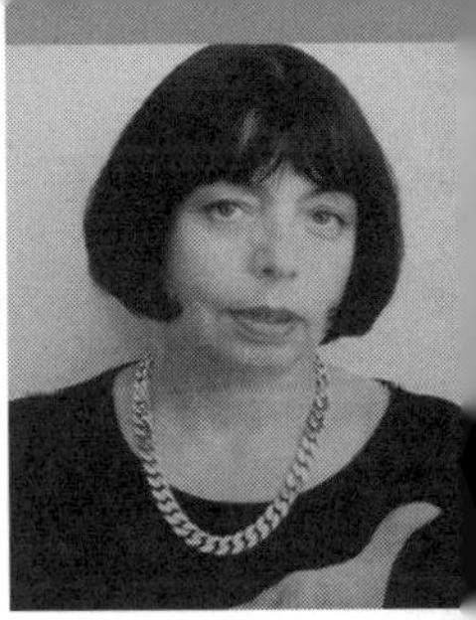

Vorwort

Jutta Hohmann

Autorinnen und Autoren aus Deutschland, Österreich und der Schweiz erlauben einen Einblick in ihre Arbeit in den unterschiedlichsten Bereichen der Mediation. Sie stellen dabei eine breite Vielfalt von verschiedenen Methoden und Stilen vor. Die Sammlung der Praxisberichte macht deutlich, dass Mediation inzwischen, aus der Pionierphase heraus, in der Gesellschaft angekommen ist und wichtige Beiträge zum demokratischen Miteinander leistet. Dieses Lesebuch zeigt aber auch, dass europäische MediatorInnen zueinander finden. Sie arbeiten miteinander auf Kongressen wie z.B. auf dem BM-Kongress vom 16. bis zum 18. September 2010 in Berlin. Es gibt inzwischen länderübergreifende Vereinbarungen zur gegenseitigen Anerkennung von MediatorInnen, wie z.B. zwischen dem deutschen Bundesverband Mediation e.V. (BM) und dem Schweizer Dachverband Mediation (SDM-FSM), sowie zwischen dem BM und dem Österreichischen Bundesverband der MediatorInnen (ÖBM). Last not least gibt es jetzt auch noch ein Lesebuch, in dem MediatorInnen länderübergreifend ihre Arbeit sichtbar machen. Mediation ist in Europa und Europa ist in der Mediation angekommen.

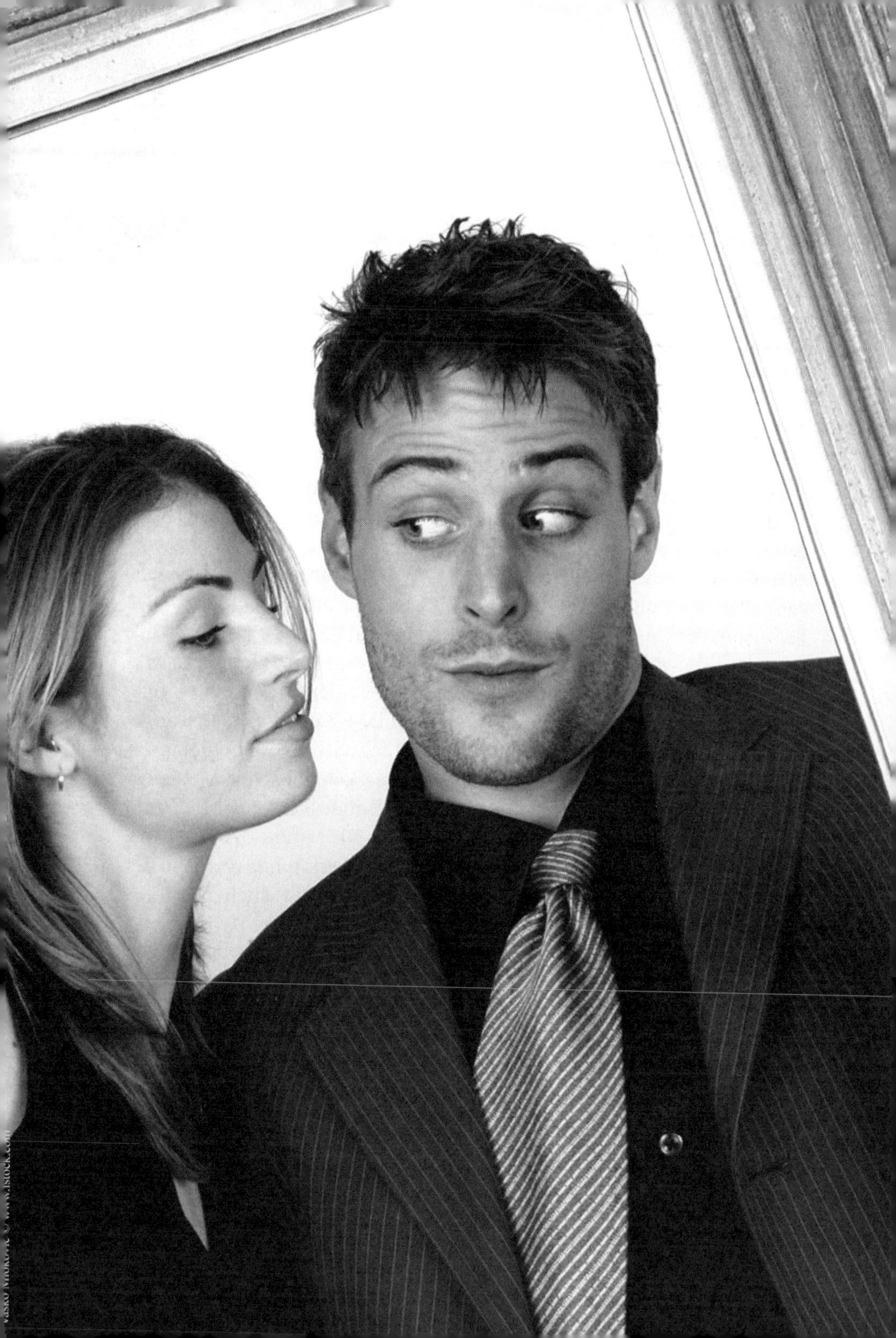

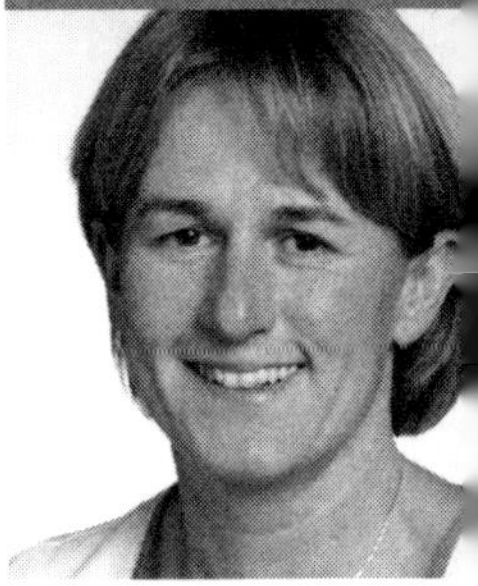

Luigis Seitensprünge

Dagmar Lägler

Antonia hatte ihren Luigi auf ihrer Schulabschlussfahrt nach Rom kennen gelernt. Als sie übermütig auf einem Bein in einer knallroten Hose die Spanische Treppe hinauf und hinunter hüpfte, verliebte sich Luigi Knall auf Fall in sie. Und auch Antonia fand sofort heftiges Gefallen an dem hübschen Römer. Es mussten einige Hürden genommen werden, bis beide zueinander kommen durften. Besonders schwer machte es ihnen Antonias Vater Horst, der seine einzige Tochter – wir schreiben das Jahr 1975 – nicht mit einem „Spaghettifresser“ verheiraten wollte. Schließlich willigte er ein, nachdem Luigi ihm ewige Treue und Fürsorge für Antonia geschworen hatte. Das Hochzeitsfest wurde rauschend und gleich zwei Mal gefeiert – erst schlicht in Deutschland und dann nochmals ausgelassen in Italien.

Das junge Glück war perfekt. Antonia kümmerte sich um die Kinder Luigi, Susanna, Giovanni und Ricarda. Luigi ging arbeiten. Dank Horsts Kontakte fand Luigi rasch Arbeit beim Friedhofsamt, lernte fleißig deutsch, pflegte seine italienische Herkunft und eröffnete 1980 einen Gemüseladen. Diese Geschäftsidee ergänzte er ein paar Jahre später um die erste Espressobar am Ort. Geld war eigentlich nie da, aber sie hatten sich. Und wenn es ganz knapp wurde, kam die finanzielle Unterstützung von Antonias Eltern.

Auf diese Kennenlern-Liebesgeschichte mussten mein Kollege und ich lange warten. Es gab fünf Termine, verteilt über das Jahr 2008. Das Paar, beide Anfang bis Mitte Fünfzig, hatte sich zur Mediation, auf Empfehlung einer Freundin des Hauses, angemeldet. Die Kinder waren groß und aus dem Haus; Antonia und Luigi waren mittlerweile auch stolze Großeltern von sechs Enkeln.

Sie konnten nicht mehr zusammen leben und wollten in der Mediation über dic Finanzen sprechen. Die Finanzen bestanden allerdings aus einem Riesenberg Schulden. Luigi hatte – getreu dem Versprechen an „seine liebe Schwiegervater Horste“ – gut für die Familie gesorgt, aber endlos Konten überzogen und Kredite aufgenommen. Es gab wohl keinen Mitarbeiter einer örtlichen Bank, der seinem Flehen um einen weiteren Kredit widerstehen konnte. Luigi war zu einer lokalen Persönlichkeit geworden.

Die Gespräche in der Mediation verliefen ziemlich zäh. Antonia und Luigi waren recht wortkarg. Als ihnen in den ersten beiden Terminen dann auch noch die Dimension ihres Schuldenberges im sechsstelligen Bereich klar wurde, schien die Stimmung auf dem Nullpunkt.

Vermutlich lag im ungezwungenen und heiteren Umgang zwischen den Mediatoren der Schlüssel für einen Stimmungswechsel in der Mediation. An einem heißen Montagabend im Juli 2008, unserem dritten Treffen, sorgte eine ungeplant witzige Bemerkung meines Kollegen für Heiterkeit und ausgelassenes Lachen. Wenig später weinten beide und erzählten von ihrem jahrelangen Kampf um die Anerkennung von Luigi in Deutschland. Es ging um die Akzeptanz von Luigi in Antonias Familie und im Ort. Sie wollten doch allen beweisen, dass ihre Verbindung trägt.

Aber wie sollte es in der Mediation und mit den vielen, vielen Schulden weitergehen? Nach diesem emotional ergreifenden Julitermin rechneten wir nicht damit, beide jemals wieder zu sehen.

Nach drei Monaten kam ein Telefonanruf mit der Bitte, die Mediation so rasch wie möglich fortzusetzen. Es gab Neuigkeiten.
Luigis Mutter war in Rom gestorben und hatte ein Haus hinterlassen. Luigi konnte dieses Haus an amerikanische Investoren verkaufen und kurzfristig ein hübsches Sümmchen erwirtschaften. Von diesem Anteil

– Luigi war eines von fünf Kindern – konnte er die Schulden problemlos zurückführen und hatte etwas für sich und Antonia übrig. Luigis Angebot: 70.000 Euro für Antonia als Startkapital, ohne dass die beiden während ihrer Ehe zu irgendwelchen Reichtümern gekommen wären.

70.000 Euro einfach so und sofort. Luigi war ein Ehrenmann. Er hatte Horst sein Wort gegeben. Er wollte treu sein und immer gut für Antonia sorgen. Ab und zu erlag unser schöner Luigi dem Charme von „die reizende deutsche Fräulein" und Antonia sah großzügig darüber hinweg. Wer konnte schon Luigi böse sein?

Für Luigi war die Zeit der Wiedergutmachung gekommen. Luigi legte 70.000 Euro mit großer Ernsthaftigkeit auf den Tisch; zuvor hatte er still an sieben Fingern seine Seitensprünge abgezählt.

In ihrer Mediationsabschlussvereinbarung, die sie im November unterzeichneten, haben sie festgehalten:
„Luigi bezahlt an Antonia einen Betrag von EUR 70.000. Wir wissen, dass es hierzu keine rechtliche Verpflichtung gibt. Mit dieser Geste bittet Luigi Antonia um Verzeihung dafür, dass er sein an Horst gegebenes Ehrenwort nicht immer halten konnte. Antonia nimmt diese Bitte um Verzeihung an. Ihr Leben an Luigis Seite hat Antonia immer als großes Geschenk empfunden."

Und dann:
Nachdem dies von beiden ausgesprochen war, konnten sie wieder zusammenleben. Neulich riefen sie an und erzählten uns begeistert, dass Enkel Nummer sieben eingetroffen ist.

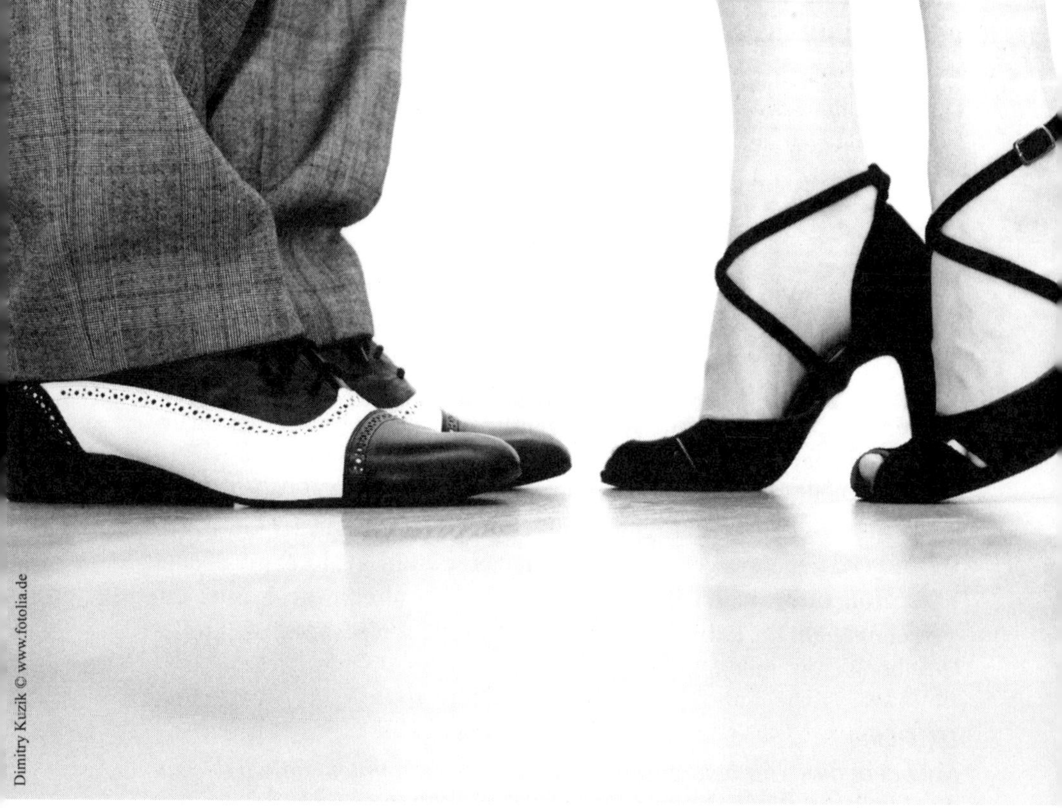

Dimitry Kuzik © www.fotolia.de

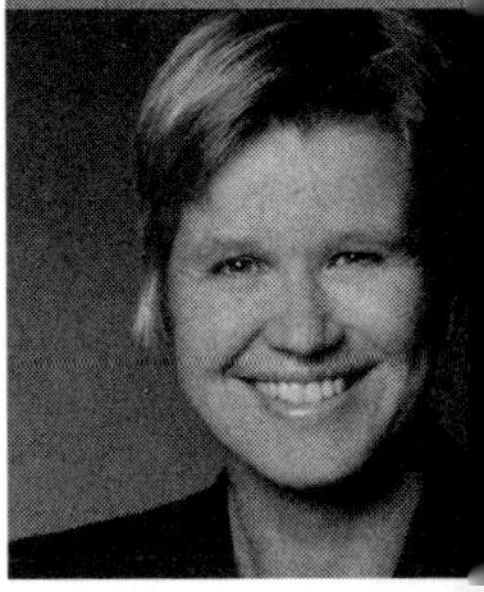

Bei aller Liebe

Mediation vor der Hochzeit statt nach der Trennung

Prof. Dr. Ulla Gläßer

Der im Folgenden vorgestellte Fall soll beispielhaft verdeutlichen, wie Mediation in (noch) nicht eskalierten Gestaltungssituationen des Familienlebens präventiv eingesetzt werden kann.

Ein junger Mann (Herr A), der bereits im Rahmen eines Wirtschaftskonfliktes das Verfahren der Mediation und mich als Mediatorin kennen gelernt hatte, rief mich einige Zeit nach Abschluss dieses Verfahrens an und bat um einen Mediationstermin für sich und seine zukünftige Frau (Frau B). Auf meine Nachfrage, ob denn die Hochzeitspläne, von denen ich schon im Rahmen der Wirtschaftsmediation erfahren hatte, ins Wanken geraten seien, erwiderte er: „Nein, wir lieben uns und wollen heiraten – aber es gibt einige Punkte, an denen immer wieder Streit entbrennt, die würden wir gerne im Rahmen einer Mediation gemeinsam betrachten und bearbeiten."

Ich freute mich sehr darüber, dass Herr A die kommunikations- und klärungsfördernden Effekte der Mediation im Rahmen des Wirtschaftskonfliktes offensichtlich so positiv erlebt hatte, dass er das Mediationsverfahren nun auch im privaten Bereich nutzen wollte.

Im ersten Termin steckten wir zunächst gemeinsam die Ziele und den Zeitrahmen dieser „Präventivmediation" ab, die (nicht zuletzt aus symbolischen Gründen) unbedingt vor dem herannahenden Hochzeitstermin abgeschlossen sein sollte. Als in der Mediation zu bearbeitende Themenfelder kristallisierten sich zum einen die Kommunikation der Partner miteinander, zum anderen der Umgang mit Finanzen heraus. Die Bearbeitung dieser Themenfelder erstreckte sich über insgesamt drei kürzere Termine.

Zum Thema „Kommunikation“ ließ ich mir zunächst konkrete schwierige Situationen schildern, um die Problematik besser zu erfassen. In den Situations-Schilderungen, die nach anfänglichem Zögern gar nicht mehr abreißen wollten, wurde deutlich, dass offenkundig ähnliche Interaktionsmuster, unabhängig vom Inhalt der Auseinandersetzungen, immer wieder zu ähnlichen Missverständnissen und Eskalationen führten. Um dies verständlicher zu machen und die Muster und Missverständnis-Potentiale gemeinsam zu analysieren, nahmen wir einige ausgewählte Situationen beispielhaft mit Hilfe des „Kommunikationsquadrates“ von Schulz von Thun „unter die Lupe,“ was die vorher durchaus bestehenden gegenseitigen Schuldzuweisungen deutlich relativierte. Danach experimentierten Herr A und Frau B – diesmal in Anwendung des von mir kurz vorgestellten Grundmusters der „Gewaltfreien Kommunikation“ – damit, wie sie sich in den jeweiligen Situation so hätten ausdrücken können, dass ihre Anliegen klar transportiert worden wären und zugleich vom jeweils anderen aber besser hätten aufgenommen werden können. Diese Konfliktbearbeitung, in Form eines „Kommunikations-Coachings“ anhand konkreter, gemeinsam erlebter schwieriger Situationen, hatte sich mit Blick auf die geschilderten Streitfälle recht spontan ergeben und war erfreulich wirkungsvoll. Im Ergebnis vereinbarte das Paar (neben Details, die geeignete Zeitpunkte für regelmäßige Gespräche und den Umgang mit bestimmten „Reiz-Themen“ betrafen), dass in Zukunft beide dafür die Verantwortung übernehmen wollten, bei ersten Anzeichen von Missstimmung, vor einer gereizten Reaktion zunächst die intendierte Botschaft des anderen zu klären und bei Bedarf gemeinsam an einer guten Formulierung des Anliegens zu arbeiten.

Bei näherer Betrachtung der finanziellen Fragen zeigte sich schnell, dass die Partner eine sehr unterschiedliche Mentalität im Umgang mit Geld hatten, die sicherlich auch mit ihrer sozialen Herkunft zu tun hatte: Herr A, der aus einer Unternehmerfamilie stammte, gab Geld gerne spontan und großzügig aus, ohne dabei immer auf den aktuellen Kontostand zu achten. Die aus einfacheren Verhältnissen stammende Frau B dagegen machte seit Jahren eine detaillierte Finanzplanung, führte über ihre Ausgaben genau Buch und legte monatlich fest eingeplante Summen ihres Gehaltes als Sparbeträge an bzw. für außerplanmäßige Sonderausgaben zurück. Mit Blick auf die anstehende gemeinsame Haushaltsführung und langfristige finanzielle Verknüpfung, machte Frau B das Verhalten ihres zukünftigen Mannes schlicht Angst, da es ihrem hohen finanziellen Sicherheitsbedürfnis zuwider lief. Herr A hingegen fühlte sich von der minutiösen Finanzplanung und der Risikoaversion seiner Frau eingeengt, ohne dass er einen ihm verständlichen Grund dafür sehen konnte. Der ruhige Austausch über die unterschiedlichen Grundeinstellungen erhöhte das Verständnis für die Sicht- und Verhaltensweise des jeweils anderen und führte letztlich zu konkreten Vereinbarungen einer gemeinsamen „Familien-Finanzpolitik,“ die die Interessen beider Partner berücksichtigte.

Die ganze Mediation hindurch beeindruckte mich die große Offenheit und Ernsthaftigkeit des Paares. Es war in jedem Moment deutlich spürbar, dass Herr A und Frau B – gerade angesichts ihrer immer wieder bekräftigten großen gegenseitigen Zuneigung – fest entschlossen waren, die erlebten Unterschiedlichkeiten und das Konfliktpotential, die sich in ihrem bisherigen Zusammenleben gezeigt hatten, zu verstehen und konstruktive Umgangsformen damit zu finden, um dadurch eine tragfähige Grundlage für ihre gemeinsame Zukunft zu schaffen.

Mir hat diese Mediation einmal mehr deutlich gemacht, wie sinnvoll es ist, die Struktur und Methodik der Mediation möglichst früh zu nutzen – wenn es (noch) um gemeinsame Lebensgestaltung geht und nicht mehr nur um die Modalitäten einer Trennung.
Paaren, die eine gemeinsame Zukunft vor sich sehen, empfiehlt sich eine solche „Präventivmediation“ insbesondere, wenn regelmäßig Kommunikationsprobleme entstehen (z.B. in Schicht- oder kulturübergreifenden Partnerschaften), wenn die (Um-)Gestaltung von ökonomischen Verhältnissen ansteht und ggf. auch rechtlich verbindlich

gemacht werden soll (z.B. bei der Aushandlung eines Ehevertrags oder der Integration eines Partners in einen Familienbetrieb) oder wenn deutliche Änderungen der bisherigen Lebenssituation absehbar werden (z.B. vor der Geburt eines Kindes oder der Aufnahme eines pflegebedürftigen Familienmitgliedes in den gemeinsamen Haushalt). In all diesen Konstellationen gilt es, eine interessengerechte Neuregelung von Umgangsweisen, Situationen und Abläufen zu finden – dabei kann Mediation sehr hilfreich sein.

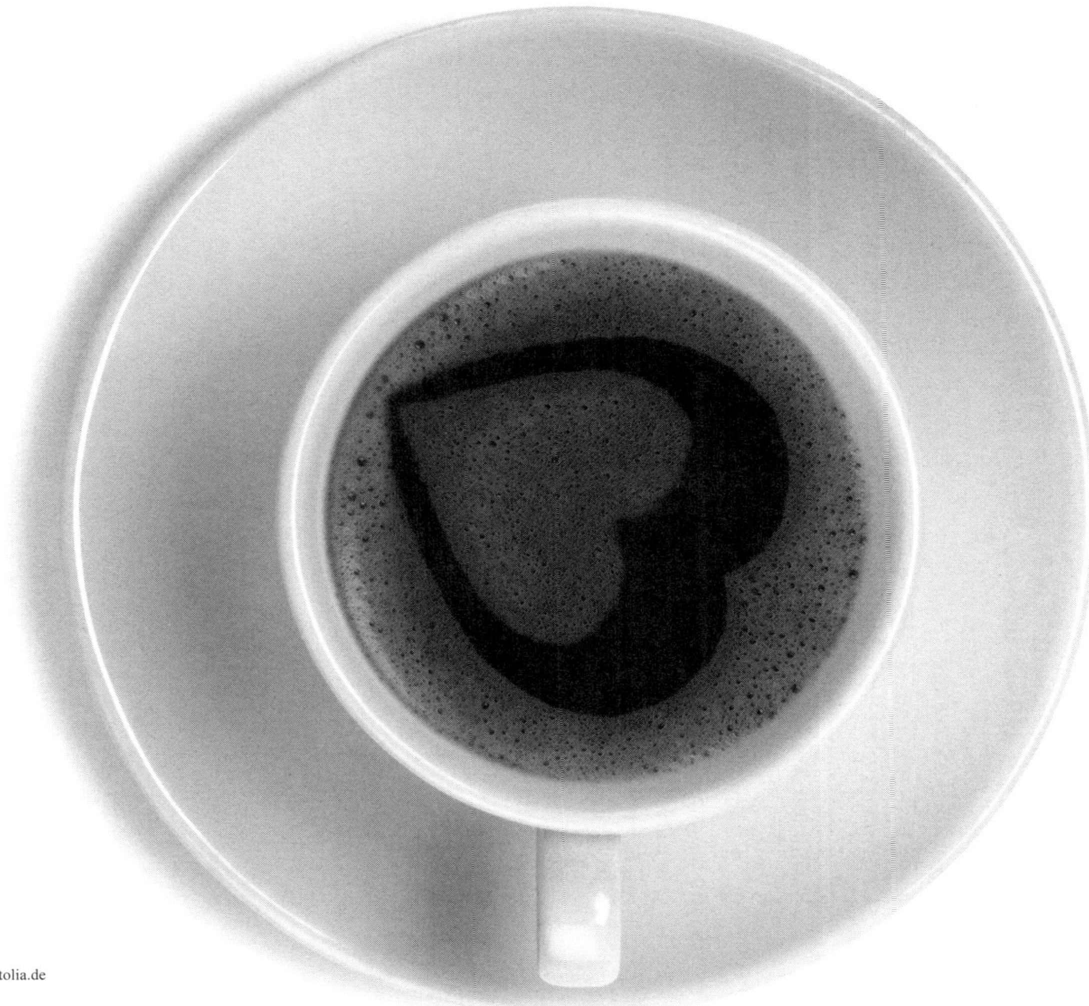

Angelo G. © www.fotolia.de

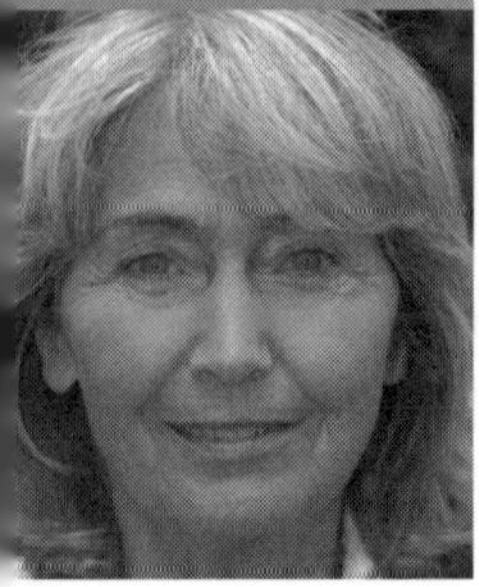

Frühstück mit Hintersinn

Jutta Lack-Strecker

Unerwartet pünktlich klingelte es nachdrücklich: Urs, der Ehemann, Vater und Stiefvater, ein etwas beleibter, etwas unbeweglicher Bär, wirkte auf mich, trotz einer gewissen Hilflosigkeit, entschlossen, ohne Eile. Er wartete ab, bis Elisabeth, mollig, mit blitzenden blauen Augen, mich freundlich lächelnd begrüßt hatte, mit der etwas besorgten Frage, ob sie und ihr Mann willkommen seien. Ich bestätigte ihr, dass ich sie erwartete. Ihre auffallend hellen Augen schienen zu sagen: Sie dürfen mich fragen. Erst dann gab Urs mir die Hand. Aufmerksam prüfend, mit bernsteinfarbenen Augen, erwiderte er mein Lächeln nicht. Diese Augen zeigten eine Bereitschaft, Veränderungen ohne Umwege anzugehen, die mich verblüffte. Ohne Worte gab es zwischen uns ein ernstes, aufrichtiges Einverständnis zum Versuch einer Zusammenarbeit.

Der Kontext

Eine kirchliche Beratungsstelle hatte Elisabeth und Urs für eine Familienmediation an mich verwiesen. Beide sind informiert, dass sie selbst für die Mediation aufkommen müssen. Sie hätten einige Rücklagen, auf die sie zurückgreifen können und wollen, falls die Mediation über einen längeren Zeitraum nötig sein sollte. Auf eine meiner ersten Fragen, welche Idee wohl der Kollege K. mit dieser Empfehlung verbunden habe, sagte Elisabeth, es sei ihr Wunsch gewesen, auch einmal mit einer Frau zu sprechen. Urs hatte verstanden, dass der Kollege K. meinte, sie hätten als Eltern und Familie das Zeug, die anstehenden Dinge selber zu regeln und brauchten eher eine Moderation, oder eben eine Mediation, als eine Beratung. Er habe diese Idee gern aufgegriffen und sei auch stolz, weil der Kollege K. explizit gesagt hätte, er glaube, sie seien begabt für dieses neue Verfahren. „Der hat nicht nur gesehen, dass seit einiger Zeit alles drunter und drüber geht bei uns, sondern auch, dass es viel Kraft und guten Willen, ja auch viel Liebe und Hoffnung gibt.“ Zur Zeit aber, da wollten er und Elisabeth nichts beschönigen, gehe es hoch her und es gebe viel Kummer und Verzweiflung.

Sachverhalt und Konflikt

Urs, 52, und Elisabeth, 48, sind beide Angestellte einer kirchlichen Einrichtung in einer norddeutschen Stadt. Urs arbeitet als Verwalter eines größeren kirchlichen Komplexes, Elisabeth arbeitet halbtags im Kirchenbüro. Ihre Familienwohnung befindet sich auf diesem Komplex inmitten der Stadt. Auf das Verfahren der Mediation sind sie ein wenig vorbereitet durch ein BAFM-Informationsblatt, welches Ihnen von dem Kollegen K. ausgehändigt worden war. Nils, 19, und Nele, 18, sind Kinder aus Elisabeths erster Ehe. Es gibt viel Streit um deren Zukunft, vor allem darüber, wie die anspruchsvollen Berufswünsche der beiden zu finanzieren seien. Nils will Meeresbiologie studieren, Nele möchte Journalistin werden. Urs stellt sich die Frage, wie er in Zukunft Nils ein guter Stiefvater sein könnte. Er ist enttäuscht, dass Nils ihn, der ihm seit gut zehn Jahren Vater gewesen sei, neuerdings abblitzen lasse und sich wieder viel mit seinem leiblichen Vater treffe, der sich doch so wenig um ihn gekümmert hatte. Es gibt eine Vereinbarung, dass der leibliche Vater die Kosten für ein Regelstudium beider Kinder übernehmen wird, analog dem jeweiligen BAföG-Satz. Nach der Heirat von Urs und Elisabeth vor neun Jahren wurde diese Vereinbarung getroffen, weil der leibliche Vater zu der Zeit ein eigenes Architekturbüro aufbaute und erleichtert war, nur geringfügig zum Unterhalt der beiden Kinder beitragen zu müssen. Es gibt außerdem eine Ausbildungsversicherung der Eltern von Elisabeth für beide Kinder von je € 22.000.
Urs und Elisabeth möchten, ehe sie verbindliche Zusagen für ihren finanziellen Zuschuss machen, mit Nils und Nele erörtern, wie die Verwendung dieser Gelder geplant wird. Sie finden, es ginge nicht an, dass Nils und Nele meinen, das sei doch ihre Sache. Dies sei wohl der eigentliche Kern des Streits. Nils und Nele sind zur Zusammenarbeit in der Mediation bereit.

Themensammlung und Arbeitsentwurf

Folgende Themen werden zusammengetragen, die mit den großen Kindern in der ersten gemeinsamen Sitzung ergänzt, abgestimmt und bestätigt werden sollen:

1. Finanzierungsplan für die Studien von Nils und Nele
1.1. Zuschüsse von Urs und Elisabeth
1.2. Bedingungen für Zuschüsse
1.3. Umgang mit dem Geld der Ausbildungsversicherung
2. Klärung der Beziehung Nils/Stiefvater
3. Ende der Erziehung? Und was dann?

Dafür werden zunächst zwei Sitzungen ins Auge gefasst. Eine Abschlusssitzung, so mein Vorschlag, sollte für die ganze Familie nach zwei Monaten vereinbart werden, wenn sich abzeichnet, ob die Entscheidungen für zukünftige Vereinbarungen das Familienklima entlastet haben oder ob es Wünsche zur Nachbesserung gibt.
Die Jüngste, das gemeinsame Kind Julia, neun, soll dann auch an der Abschlusssitzung teilnehmen. Julia habe ein feines Gespür für das Familienklima und zeige sich über die häufigen Streitereien beunruhigt, betonte Urs.

Eltern als Paar

„Wie geht es Ihnen als Paar in diesen turbulenten Zeiten des Selbstständigwerdens der großen Kinder? Darf ich Sie das jetzt am Ende unseres Gesprächs fragen?“ Urs und Elisabeth schauen sich liebevoll, etwas befangen, fast beschämt an: Die große Liebe, die sie beide vor gut zehn Jahren ergriffen hätte, wäre immer noch da. Sie wären damals von so starken Gefühlen überwältigt gewesen, hätten nicht gewusst, dass Mann und Frau sich so lieben könnten. Diese Liebe sei auch mit einer großen Schuld belastet, weil sie zur Trennung Elisabeths vom Vater ihrer Kinder Nele und Nils geführt habe. Manchmal sei es schwer, diese Anziehung im Alltag zu leben, am Leben zu erhalten oder eine Sprache für Veränderungen und Unterschiede ihrer Bedürfnisse zu finden. Sie beide hätten das nicht gelernt. Nun hofften sie, erst einmal die künftigen Bedingungen zu klären, damit Nils und Nele unbelastet von Auseinandersetzungen ihr Abitur machen und „aus dem Hause wachsen könnten.“ Danach gäbe es für sie als Paar vielleicht auch wieder bessere Zeiten. Sollten wir in der Mediation vorankommen, würden sie vielleicht vor Abschluss um eine Sitzung nur für sie beide ersuchen. Könnte ich mir das vorstellen?

Zweite und dritte Sitzung: Ohne Vertrauen geht nichts

Die geplante Reihenfolge der Themen ließ sich nicht einhalten. Die starke Spannung zwischen dem Wunsch nach Veränderung und der heftigen Angst vor Veränderung blockierte die gesamte Familie. Eine klar vereinbarte Struktur des Mediationsprozesses allein reichte zur Vertrauensbildung nicht aus. Zunächst mussten Verstrickungen und Vorbehalte gelockert und ein Basisvertrauen zwischen den Generationen wieder hergestellt werden. Eine sorgfältige Exploration der jeweiligen Wünsche nach Veränderung und der Ängste vor Veränderung machte deutlich: Die Wünsche nach Veränderung wurden, zur Überraschung von Nele, Nils, Elisabeth und Urs, von einer ähnlichen Dynamik getrieben, nämlich Freiräume für persönliche, existenziell notwendige Entwicklungen zu finden. Die Ängste vor Veränderung zeigten sich bei allen Vieren zwar unterschiedlich, aber grundsätzlich als Ängste vor Verlust von Liebe, Zuneigung und Wertschätzung. Nachdem sie sich dieses, mit Tränen in den Augen, gegenseitig anvertrauen konnten, war der Weg frei für Verhandlungen.

„Erinnerst du dich,“ sagte Nils zum Stiefvater am Ende der zweiten Sitzung, „als wir beide am Grab meines Großvaters standen, erzähltest Du mir, er habe Dir einmal gesagt: Die meisten Menschen sterben nicht am Tag ihres Todes. Die meisten Menschen sterben an dem Tag, an dem sie ihre Hoffnungen und Träume aufgeben. Opa ermutigte dich damit, so sagtest du mir, voller Hoffnung und voller Träume zu bleiben und unterstützte damit deine Hoffnung auf eine Ehe mit meiner Mutter. Und das war ja kompliziert genug. Du glaubst gar nicht, wie dankbar ich dir für diese Offenheit war, und den Satz nehme ich mit in mein Leben. Vielleicht sagst du mir von Zeit zu Zeit so einen ehrlichen Satz, vielleicht bitte ich dich auch von Zeit zu Zeit um deinen Rat, aber bitte höre auf, mich erziehen zu wollen, das nervt gewaltig!" Nele nickt ihrem Bruder bestätigend und voller Respekt zu. Sie wirkt erleichtert, nachdem Urs und Elisabeth gelassen Nils zuhörten. Auch Nele kann dem Stiefvater sagen, dass sie ihm viel verdankt, ihn schätzt und liebt, aber dass jegliche Erziehungsversuche, so gut sie gemeint sein mögen, sie zum Rückzug treiben. Danach fanden Elisabeth und Urs, Nele und Nils eine gemeinsame „Gerechtigkeitsdefinition", die sie ihren Mediationsverhandlungen als Bezugspunkte zugrunde legen wollten: Keiner sollte seine Hoffnungen und Träume aufgeben müssen, die Bedürfnisse aller sollten gehört und bedacht werden. Nachdem zwischen den „Jungen" und den „Alten" dieses Bündnis geschlossen war, äußerten alle vier Zuversicht, in der nächsten Sitzung faire finanzielle Vereinbarungen zu entwerfen, was dann auch ohne Schwierigkeiten gelang.

Vierte und vorletzte Sitzung mit dem Paar allein: „Vertraue dem Prozess"

Unerwartet entschieden ergriff Urs das Wort. Er wirkte fast festlich in seinem dunkelblauen Anzug mit offenem weißem Hemd. Er sei sehr froh, dass Entscheidungen und Vereinbarungen zügig erarbeitet worden seien, die ewigen Diskussionen hätten seiner Frau und ihm sehr zugesetzt. Elisabeth und er hätten wenig Raum für sich gehabt. „Ihre Analogie, wir wären aus Liebe und Sorge bereit gewesen, Nils und Nele über Monate, wenn nicht sogar länger, einen Platz in unserem Ehebett einzuräumen, hat mir klar gemacht, wo ich Grenzen setzen möchte. Elisabeth und ich sind uns da auch einig, denke ich. Und heute sind wir mal dran. Eine Sitzung für uns allein haben wir uns sehr gewünscht. Theoretisch ist uns ja klar, dass wir neue Grenzen finden müssen, aber wie gehen wir das praktisch an?“ „Wäre das Ihr Thema heute? Neue Grenzen für sich selbst, neue Grenzen als Paar, als Eltern, vielleicht auch neue Grenzen gegenüber Ihrer aufopfernden Arbeit im Berufsalltag und in der Gemeindearbeit? Vielleicht sogar neue Grenzen für Ihre geliebte Julia, die ja auch nicht mehr so klein ist und offenbar ziemlich pfiffig ihre Position als Jüngste zu nutzen weiß?“

„Ja, wir werden uns heute sicher „begrenzen“ müssen.“ Wir lachen alle drei, „aber im Grunde ist dies mein großes Thema.“ „Soweit erst einmal? Vielen Dank, Urs. Nun zu Ihnen, Elisabeth, wie geht es Ihnen, heute Morgen mit Ihrem Mann allein hier zu sein, und was wären Ihre Themen für die nächsten 1-2 Stunden?“

Elisabeth strahlt. Aufgeregt wogt ihr üppiger Busen unter einer schönen cremefarbenen Seidenbluse, leichte, rote Flecken zeigen sich den Hals hinauf und zarte Schweißperlen erscheinen über ihren Brüsten. Sie stimme mit dem, was ihr Mann vorgetragen habe, absolut überein. Am Ende der ersten Sitzung, hätte sie ja betont, wie schmerzlich es für sie sei, dass es sie als Paar kaum noch gegeben hätte, aber auch, wie groß ihre Anziehung immer noch sei, wie gerne sic sich liebten, und wie schwer es für sie und Urs sei, Worte für ihre unterschiedlichen Bedürfnisse zu finden.

Gutgelaunt, etwas aufgeregt und gut gefrühstückt sei sie nun hier. Das Frühstück sei ihre und Urs besondere Zeit zusammen. Alle Kinder seien aus dem Haus, den Beginn ihrer Arbeit könnten sie sich meist einteilen, dafür müssten sie, besonders Urs, abends oft für unterschiedlichste Veranstaltungen zur Verfügung stehen.

„Unser Frühstück!“ Urs stöhnt kurz auf, da gäbe es auch Einiges zu besprechen, denn wir sollten doch wirklich in der Lage sein, uns zu einigen, ob wir regelmäßig mit diesem Aufwand frühstücken müssen. Elisabeth gäbe sich da unendliche Mühe, jeden Tag Kerzen und frische Deckchen. Er würde manchmal gern etwas von dieser Zeit für sich haben, für Dinge, zu denen er sonst nicht käme. Manchmal würden ihm Dinge auch gut schmecken, wenn sie nicht im schönsten Porzellan serviert würden. Manchmal wäre er auch mit einem einfachen, handfesten Frühstück zufrieden. Es würde ihm geradezu besser schmecken! Es klingt wie eine Drohung. „Ja-aa“, nickt Elisabeth. Es klingt wie eine Zärtlichkeit.

Ich spüre meine Ungeduld – schon haben wir 25 Minuten mit „Geplänkel“ vergeudet, ist es nicht meine Pflicht, sie in den „Rahmen der Mediation“ zurück zu holen und sie zu fragen, wie sie mit ihrem so wichtigen Thema „Neue Grenzen“ beginnen möchten? Gleichzeitig ist mir klar: Überaktive MediatorInnen laufen Gefahr, ihre Klienten zu steuern, indem sie ihnen ihre Vorstellungen von dem, was jetzt dran wäre, aufdrängen, anstatt sie darin zu unterstützen, dass sich Themen entfalten. „Vertraue dem Prozess“, flüstert es in meinem Kopf, denn bei sorgfältigem Zuhören ist mir klar: Da ist ein Prozess im Gange, auch wenn ich ihn noch nicht verstehe. Ich entscheide mich, meine Ungeduld zu bändigen, genau hinzuhören, welche Bedeutung dieses so engagierte „Geplänkel“ über das Frühstück für beide haben könnte, ob sie schon dabei wären, Grenzwünsche oder Unterthemen zu artikulieren, denn beide schauten sich so hochkonzentriert und aufmerksam an, dass klar ist: Sie sind einem Thema auf der Spur.

„Also,“ fährt Urs bündig fort, „wenn ich ehrlich sein darf, würde ich öfter gern die frischen Brötchen und die frische Wurst, wenn ich sie denn geholt habe, gar nicht erst auspacken, sie nicht auf schöne Teller legen müssen, um diese dann ins Esszimmer zu tragen, mich nicht hinsetzen, anständig Brötchen und Wurst aufschneiden, nicht guten Appetit, der mir bei all dem Zeremoniellem fast abhanden gekommen ist, sagen müssen, sondern mit einfacher Lust, vielleicht auch gleich in der Küche hinein beißen.“ Ich schaue beide an und verstehe, dass Urs und Elisabeth sich einig sind, dass sie über die unterschiedlichen Arten sich zu lieben sprechen. Sie lächeln sich offen an und werfen beide fragende, etwas zögerliche Blicke zu mir herüber. In dieser Sekunde ist klar: Sie wissen, dass ich weiß, dass ihnen klar ist, worüber sie sprechen wollen, und dass die Verhandlung über das gemeinsame Frühstück eine wunderbare Metapher darstellt, das auszutauschen und auszuhandeln, wofür sie sonst schwer Worte finden. In diesem Moment ist die Atmosphäre leicht, voller Spiel und Heiterkeit.

Gut, ermuntere ich, teils heiter, teils sachlich, oft hätte ich schon erlebt, dass Menschen am Beispiel einfacher Alltagssituationen, das Prinzip der Mediation und ihres speziellen Verhandlungs- und Kommunikationsstils besonders nachhaltig erlebt und begriffen hätten, und es später leicht auf andere Lebens- oder Geschäftsbereiche transferieren konnten. Zügig gehe ich an die Tafel, um diese schöne Chance nicht verstreichen zu lassen. „Elisabeth, welche Ihnen wichtigen Unterthemen zum Thema Frühstück möchten Sie besprechen und auf der Tafel festhalten?“ Leicht und schnell antwortet sie: „1. Wer bereitet vor, also Vorbereitung? 2. Wer entscheidet, was und vor allem wie es auf den Tisch kommt, also, wer ist wann für den Ablauf verantwortlich? 3. Wie soll die gemeinsame Zeit beendet werden; also Ende/Ausklang?“ Sie schaut Urs lächelnd und etwas herausfordernd an. Fast, als stelle sie die Frage: Ist es noch immer klar, wovon wir sprechen? Urs nickt ihr liebevoll zu: „Also für mich wären die Unterthemen ähnlich, auch zunächst Vorbereitung und Initiative“ – ein vorsichtiger Blick zu Elisabeth, macht sie da mit? Ja, sie nickt bestätigend. Ort und Dauer seien ihm wichtig und ja, die Umstände, besonders die Umstände. Wieder ein verschwörerischer, warmer Blick zu Elisabeth, von ihr ein Blick spielerischen Einverständnisses.

Elisabeth möchte noch ein Thema ergänzen, es kostet sie sichtbar Anstrengung, Worte zu finden: „Ich würde auch gern mit Dir, Urs, darüber sprechen, ob wir nicht manchmal auch Abends eine gemeinsame Zeit finden könnten, einmal außerhalb Essen gehen oder uns zu Hause etwas Schönes zubereiten. Dass auf Dauer das Frühstück unsere einzige persönliche Zeit sein soll, behagt mir schon länger nicht mehr. Wenn ich ehrlich sein darf: Es langweilt mich auch. Ich verstehe ja, dass du abends müde bist, vielleicht könntest du dich in Zukunft mit unserer Chefin

und deinen KollegInnen so absprechen, dass du nicht jeden Abend, den Gott werden lässt, so erschöpft bist.“ Elisabeth strahlt. „Ein Herzensanliegen?“ frage ich. Sie nickt, sichtlich erschöpft, stolz: „Aber langsam, langsam, nach und nach,“ mahne ich ebenfalls in spielerischem Ton, „Achtsamkeit scheint mir hier der beste Ratgeber. Lassen Sie mich zunächst Ihre Themen notieren, dann erstellen wir eine Prioritätenliste und Sie entscheiden zusammen, mit welchem Thema Sie beginnen möchten. Danach würde ich Sie beide gern unterstützen, gegenseitig zu verstehen, welche unterschiedlichen Interessen und Bedürfnisse Sie jeweils zu welchen Unterthemen haben. Erst danach würden wir unterschiedlichste Optionen zu jedem Thema sammeln und erst dann würden Sie gemeinsam entscheiden, welche Optionen sie ausprobieren wollen. Ist Ihnen dieses Vorgehen recht?“ Klare, heiter gespannte Zustimmung. Und Ungeduld spüre ich bei beiden, wie: Kommen wir doch bitte zur Sache, wir haben so lange gewartet auf diese Chance. „Ich habe noch eine Frage: Darf ich Sie unterbrechen, wenn Sie vor Lust und Engagement zu schnell vorgehen?“ Beide lachen, sie geben mir Erlaubnis, mitzuspielen.
Zum Ende der heiteren, enorm konzentrierten Sitzung wird festgehalten:

- Initiative und Vorbereitung soll in Zukunft von beiden ausgehen.
- Unterschiedlichkeit ist erlaubt. Überraschungen auch.
- Ort, Dauer und Umstände dürfen variieren.
- Jeder gibt sich Mühe, dem Geschmack des anderen entgegen zu kommen.
- Jeder ist für seinen Appetit selbst verantwortlich.
- Die Bedingungen, dass es „gemeinsame Mahlzeiten“ auch am Abend geben kann, sollen geschaffen werden.
- Das bedeutet auch: Über Grenzen der Verausgabung in Ehrenämtern nachzudenken.

Urs und Elisabeth werden sich zu diesem Thema, und vielleicht auch zu anderen, einmal pro Woche für 40 Minuten zusammensetzen. Für diese

Zwiegespräche, für die sie sich einen besonderen Platz in ihrer Wohnung auswählen werden, soll die Regel gelten: Einmal sorgt Urs dafür, dass dieses Gespräch stattfindet, und Elisabeth sorgt für die Einhaltung der Zeit, das nächste Mal umgekehrt. In diesen Gesprächen, die vertraulich sein sollen, darf gesagt werden, was ihnen durch den Kopf geht. Es gibt keine Vorwürfe für Anvertrautes, nur das Versprechen, dass der Dialog, auch kontrovers, fortgesetzt wird. Um schmerzlichen Missverständnissen vorzubeugen, vereinbaren sie, die Mediation wieder aufzunehmen, wenn einer von ihnen das vorschlägt. Bei unserer Verabschiedung zeigt sich Elisabeth leicht und fröhlich, der sonst so zurückhaltende Urs hält meine Hand länger, als Konventionen es eigentlich erlauben, in seinen beiden großen, warmen Bärentatzen: Vielen Dank!

Abschlusssitzung nach gut zwei Monaten: Keine dicke Luft

Das wiederhergestellte Vertrauen habe den Umgang miteinander leichter gemacht, beginnt Elisabeth die Sitzung. Temperamentvolle Auseinandersetzungen gäbe es immer einmal wieder, jedoch ohne diese ängstliche Bitterkeit, ergänzt Urs. Die Eltern nehme sie als merkbar heiterer wahr, wunderschön sei es, sie wieder miteinander lachend zu erleben. Ohne Schuldgefühle gehe sie nun zu ihren Freunden, berichtet Nele. Die finanziellen Entscheidungen seien so einfach gewesen, hätten so auf der Hand gelegen, dass er sich immer noch darüber wundere, nicht von selbst darauf gekommen zu sein, meint Nils. Alle anderen stimmen zu. „Aber Sie sind doch von selbst darauf gekommen!" „Ja, aber..." Ich reagiere mit einem Kompliment an die ganze Familie: Ihre Aufrichtigkeit miteinander, hätte mich beeindruckt und sehr berührt, sie sei wohl die Basis für die zügige, erfolgreiche Zusammenarbeit aller?

Nach abschließender Diskussion, warum sie die Vereinbarungen nunmehr alle als gerecht empfinden und was genau Gerechtigkeit für jeden bedeutet, frage ich die kleine Julia, was sie beobachtet, wann es für sie gerecht zuginge: „Wenn alle miteinander reden, sich dabei anschauen und keine dicke Luft ist, dann weiß ich, dass es gerecht war." Diese zügige und eigenwillige Antwort hatte keiner der Jüngsten zugetraut. „Und unsere Zusammenkunft heute?" frage ich sie. „Keine dicke Luft," strahlt Julia.

Alle sind sich einig, dass wir mit dieser Zusammenfassung die Mediation beenden können.

Jutta Lack-Strecker, Dipl.-Psychologin,
Psychotherapeutin, Mediatorin BAFM, Supervision DFS
Praxis für Beratung und Psychotherapie
Familien-, Paar- und Einzeltherapie, Supervision,
Institutionsberatung, Mediation, Sozialplanung
Sybelstr. 6
10629 Berlin
Tel.: 030 / 3240487
Fax: 030 / 3238897
E-Mail: mediation@fulgraff.com
www.aeolos-seminare.de
www.lack-strecker.de

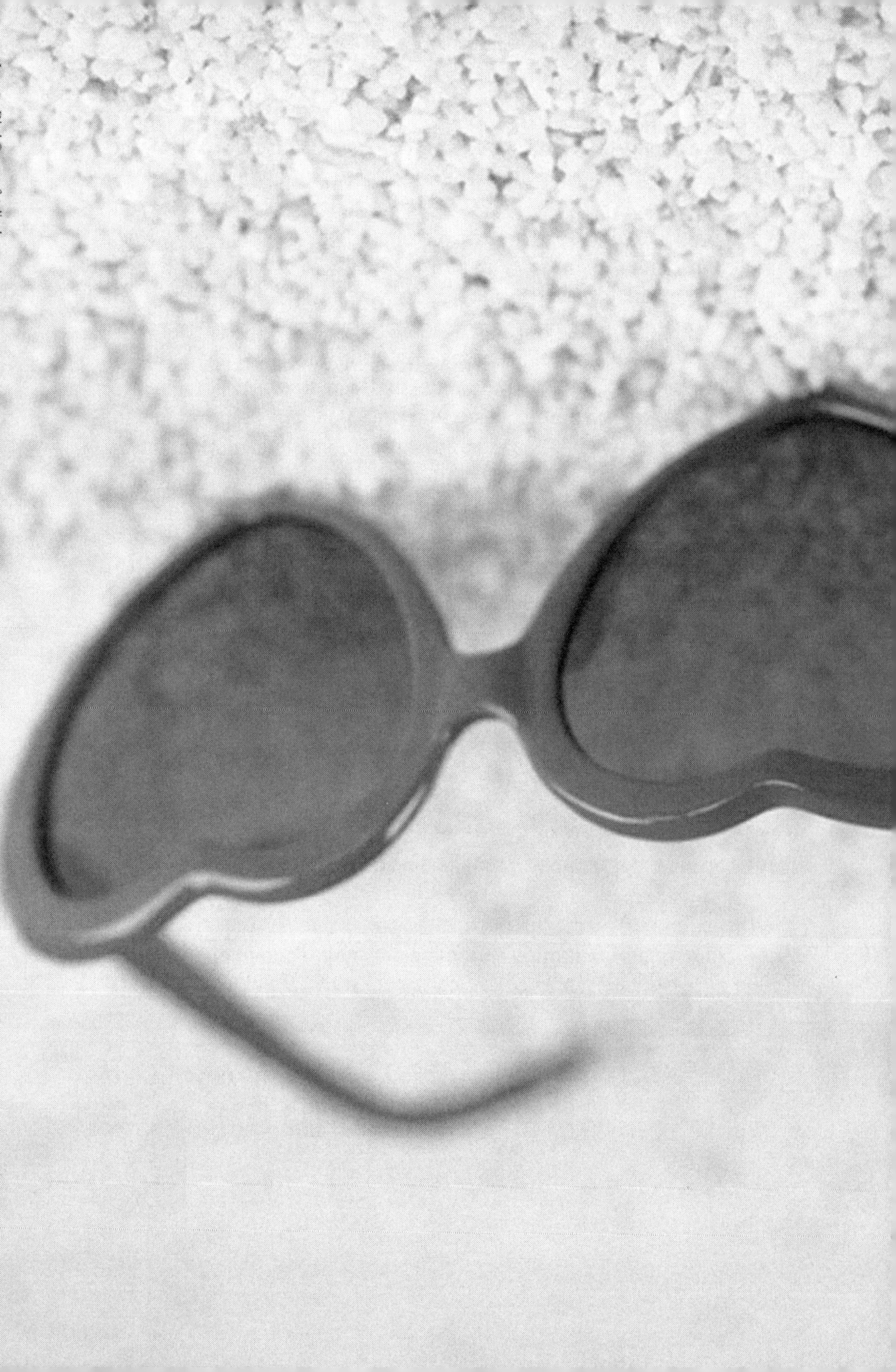

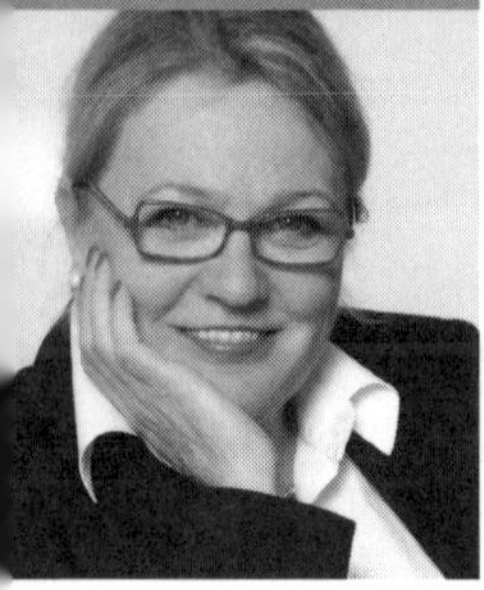

Die rosarote Brille

Mit Mediation die Zukunft planen

Doris Morawe

In meine Mediations- und Anwaltspraxis kommt ein sichtbar nicht strittiges Paar, Herr M. und Frau F. Das ist in unserem „Metier“ eher ungewöhnlich.
Es stellt sich heraus, dass beide heiraten wollen und von den Eltern des Mannes mit der Aufforderung, nicht ohne Ehevertrag zu heiraten, geschickt wurden.
Beide sitzen nun vor mir in meiner Rolle als Anwältin und scheinen damit überhaupt nicht zufrieden zu sein.
Sie wollen eigentlich keinen Ehevertrag, weil sie der Meinung sind, dass ihre Liebe so groß und stark ist, dass sie allen Erschütterungen des Lebens standhalten wird, und dass es geradezu ein Misstrauen an dieser Liebe darstellen würde, wenn man jetzt einen Ehevertrag abschließen würde. Sie sind beide entsetzt über die Vorstellung ihrer Eltern, die ihnen solches empfohlen und quasi auferlegt haben. Natürlich sei es so, sagten beide, dass sehr viele Ehen scheitern, aber es sei doch klar, dass ihre Ehe nicht scheitern wird, sie kennen sich doch schließlich schon viele Jahre, und ihre Liebe ist mit jedem Tag gewachsen. Auch erste Streitigkeiten hat man einvernehmlich gelöst, und so ist man sich absolut sicher, dass geheiratet wird, um bis ans Ende des Lebens zusammen zu bleiben. Dafür braucht man keinen Ehevertrag.
Für mich als Rechtsanwältin, die bereits seit über 30 Jahren Scheidungen und Trennungen begleitet, sieht die Realität etwas anders aus und die Erfahrung lehrt mich, dass es auch bei der größten Liebe Entwicklungen geben kann, die ein Zusammenleben nicht mehr sinnvoll sein lassen. Dann ist es manchmal recht vernünftig, wichtige Dinge im Vorhinein geklärt zu haben.
Ich bin persönlich der Meinung, dass es ratsam ist, als Anwältin nicht für zwei Menschen einen Ehevertrag zu gestalten. Denn ein solcher

wird ja überwiegend für den Fall des Scheiterns der Ehe gestaltet und dann werden beide voraussichtlich unterschiedliche Interessen und Bedürfnisse haben.
Ich erkläre meinen beiden „Glücklichen“ also auch noch, dass jeder bei der Erstellung eines solchen Ehevertrages anwaltlich beraten sein sollte. Für beide war die Vorstellung grauenvoll, mit zwei „strittigen“ Anwälten den Beginn ihrer Ehe zu starten. Das kann ich gut nachvollziehen. Bis zu diesem Moment habe ich Mediation fast ausschließlich in Konfliktsituationen angeboten. Aber warum soll Mediation nicht eigentlich auch das Mittel der Wahl sein, wenn sich zwei noch nicht streiten?
Ich schlage deshalb Mediation vor, ein Verfahren, das zum Ziel hat, die zu lösenden Fragen einvernehmlich zu regeln. Beide sind sofort einverstanden, auf diesem Weg für die Folgen einer eventuell doch scheiternden Ehe Lösungen zu erarbeiten.
Wir starten, wie gewohnt damit, ein Arbeitsbündnis zu schließen, in dem alle Prinzipien, wie Offenheit, Offenlegung, Vertraulichkeit, Freiwilligkeit und rechtliche Beratung durch Außenanwälte vereinbart werden. Und natürlich muss auch ich von der Eigenverantwortlichkeit beider überzeugt sein. Ob „verliebt sein“ die Eigenverantwortlichkeit ausschließen könnte, wollen wir an dieser Stelle nicht erörtern.
Natürlich gibt es bei der Schilderung der Notwendigkeit der anwaltlichen Beratung vor Abschluss des Ehevertrages zunächst Widerstand. Aber der Hinweis darauf, dass sie doch mit aller Klarheit und Sicherheit in diese Ehe gehen wollen und es notwendig ist, zumindest rein theoretisch, die rosarote Brille der Verliebtheit abzusetzen, lassen sie diesen Punkt vereinbaren.
Beide versichern sich, nach einer rechtlichen Beratung wieder zurück in die Mediation zu kommen. Die weiteren Prinzipien sind unproblematisch, allerdings versichern sich beide auch, nicht mit ihren Eltern über die Inhalte der Mediation zu reden.

Dann machen wir uns an die Themen:
Es gibt Unterschiede bei der Erstellung der Themenliste zwischen einer „normalen" Mediation, bei der die Konflikte virulent sind, und einem Mediationsverfahren, in dem die Konflikte erst phantasiert werden müssen.
Es ist leichter, sich Konflikte auszudenken als sie bereits zu haben!
Es gibt Themen, die wie bei einer tatsächlichen Trennung sind: Es geht um Unterhalt, Vermögen und Altersversorgung.

Wir spielen verschiedene Situationen durch

- Was soll sein, wenn die Ehe kinderlos bleibt?
- Was soll sein, wenn Kinder geboren werden und sie oder er die Kinder vielleicht jahrelang betreut haben?

Das erste Szenario ist schnell gelöst, ohne Kinder wird jeder seinen beruflichen Weg gehen und vom anderen keine Unterstützung benötigen.
Beim nächsten Thema stelle ich die ganz harmlose Frage, wer denn die zukünftigen Kinder betreuen wird.
Wie aus der Pistole geschossen, kommen zwei sich widersprechende Antworten:
Er: „Na, meine Frau natürlich", und Sie: „Wir beide natürlich."
Beide haben noch niemals über dieses Thema gesprochen!

Es ist klar, dass die Art und Weise, wie die von beiden gewünschten Kinder betreut und ob und wie einer von beiden deshalb beruflich zurückstecken wird, ganz erheblichen Einfluss auf die berufliche Entwicklung und damit auf den finanziellen Status haben wird.
Für Frau F. ist selbstverständlich, dass die Betreuung der Kinder in der Verantwortung und auch Durchführung beider liegen muss, schließlich hat sie studiert und liebt ihren Beruf als Betriebswirtin in einem großen Unternehmen.

Herr M. hat gerade bestens sein Zweites juristisches Staatsexamen bestanden und wird in einer der sogenannten Großkanzleien als Anwalt arbeiten, wobei klar ist, dass er dabei kaum jemals in die Situation kommen kann, Elternzeit zu nehmen oder auch nur Teilzeit zu arbeiten.
Bei der Betrachtung ihrer beider Lebenssituationen und der damit jeweils unvereinbaren Betreuung von Kindern, bricht so heftiger Streit aus, dass ich befürchte, zu der geplanten Hochzeit wird es gar nicht mehr kommen.
Aus der Mediation für einen Ehevertrag, den man eben noch für unnötig hielt, wird auf einmal ein aktueller Konflikt.
Ich weise darauf hin, dass auch dieses Thema nur so gelöst werden kann, dass beide zufrieden sind.
Das Thema lautet nun: Wie werden wir unsere Kinder betreuen?
Herr M. vertritt die Position, dass die Mutter diejenige sein müsse, die sich traditionell um die Kinder zu kümmern habe und natürlich auch beruflich zurückstecken müsse.
Er ist dann auch bereit, ehevertraglich Unterhaltsverpflichtungen für einen Fall der Trennung zu akzeptieren.
Frau F. ist der Meinung, dass sie Kinder nur bekommen will, wenn klar ist, dass alle Verantwortung, also auch die der Betreuung, von beiden gemeinsam getragen wird.
Für Herrn M. ist die Vorstellung sehr schwierig, sich von seinem alten Rollenbild zu lösen, weil er seine Herkunftsfamilie als überaus harmonisch und für sich als Kind auch beglückend empfunden hat.
Er sieht allerdings auch, dass seine Mutter jetzt, nachdem alle Kinder aus dem Haus gegangen sind, in eine tiefe Depression gestürzt ist, weil sie gar keine Aufgabe mehr hat.
Für Herrn M. ist es ein großes Bedürfnis, dass Kinder ein stabiles Zuhause, Verlässlichkeit, Vertrauen und beste Betreuung bekommen müssen. Er sagt, dass er weiß, dass sie eine wundervolle Mutter sein wird.
Frau F. ist über diese Liebeserklärung sehr gerührt, aber dennoch in ihrem Willen, auch beruflich erfolgreich sein zu wollen, sehr deutlich. Sie will keinesfalls gänzlich abhängig von ihrem Mann werden, sie liebt

ihren Beruf und plant, sich selbständig zu machen, eine Firma zu gründen, sich steuerrechtlich fortzubilden. Um hierfür gewappnet zu sein, will sie noch die nächsten 2-3 Jahre in dem Unternehmen, in welchem sie jetzt angestellt ist, weiterarbeiten.
Sie hat große Sorge davor, unzufrieden zu sein, wenn sie ihren Beruf aufgeben müsste und nur noch für die Kinder da zu sein habe. Sie kann sich ein Leben nur als Hausfrau einfach nicht vorstellen. Auch ihre Mutter war schon immer berufstätig, und sie hat nie darunter gelitten, dass die Mutter nicht immer zuhause war. Sie hat diese frühe Freiheit und die Selbstständigkeit als guten Start in ihr Leben erlebt. Auch hat sie mit ihrem Vater, der als Selbstständiger sie und ihre Geschwister intensiv betreut hat, ein sehr inniges Verhältnis. Gänzlich anders war die Beziehung, die Herr M. mit seinem Vater hat, der eigentlich nie zuhause war.
Es wird deutlich, dass der Wunsch von Frau F., gemeinsam die Kinder zu betreuen, nicht gegen ihren zukünftigen Mann gerichtet ist, sondern eher seine Beziehung zu den Kindern intensivieren soll. Vater zu sein, könne doch eine herrliche Sache sein. Es ist spürbar, dass Herr M. sich zum ersten Mal gestatten darf, vielleicht ein „besserer“ Vater zu werden als der, den er selbst erlebt hat.
Es wird deutlich, dass es für ihn auch entlastend sein kann, nicht die gesamte finanzielle Verantwortung auf seinen Schultern allein zu tragen. Beide wollen das Beste für ihre zukünftigen Kinder und es ist spannend zu sehen, welche Optionen jetzt entwickelt werden, um beide Vorstellungen über ein Leben mit Kindern unter einen Hut zu bekommen.
Eine der Optionen, die entwickelt wird, ist die, dass Herr M. sich nicht in eine Großkanzlei bewerben wird, sondern vielmehr nach einer kleineren mittelständischen Kanzlei Ausschau halten wird. Hier bietet sich eher die Möglichkeit, auch für die Familie da zu sein und in entsprechenden Zeiten auch die Betreuung von Kindern übernehmen zu können.
Frau F. hat die Idee, dass sie ihre Selbständigkeit sofort beginnt, um zügig mit der Fortbildung zur Steuerberaterin zu beginnen.

Die Lösung des Themas, wie gemeinsame Kinder betreut werden sollen, ist gefunden, beide sind sich einig, dass es nur miteinander gehen wird und keiner seinen Beruf aufgeben muss. Klar ist, dass auch die Berufsausübung an die Betreuung von Kindern angepasst werden muss, und zwar von beiden.
Die Lösung aller anderen Themen ist schnell erledigt, für den Fall einer Scheidung soll nur das tatsächlich miteinander geschaffene Vermögen auseinandergesetzt werden.
Zum Thema Unterhalt wird nichts Konkretes geregelt, sondern stattdessen eine Mediationsklausel für den Fall vereinbart, dass es bei einer Scheidung Streit über Unterhalt geben könnte.
Die anwaltliche Außenberatung ändert nichts an den Entscheidungen, die notariell beurkundet werden.

Resümee

Der Wunsch nach Harmonie vor einer Ehe hindert die Menschen häufig, für eine vertragliche Regelung Sorge zu tragen. Sie haben Angst, dass Unstimmigkeiten zutage kommen könnten, die womöglich die Beziehung gleich zu Beginn in Frage stellen könnten.
Wer nimmt schon gerne die „rosarote Brille“ ab?

In dieser Mediation haben beide sie ganz bewusst abgenommen, hingeschaut, Lösungen gefunden und dann glücklich wieder aufgesetzt.

Doris Morawe
Rechtsanwältin und Mediatorin
Kanzlei im Keplerpark
Habsburgerstr. 105
79104 Freiburg i. Brsg
Tel.: 0761 / 479970
Fax: 0761 / 4799710
E-Mail: morawe@kanzlei-keplerpark.de
www.kepler-park.de

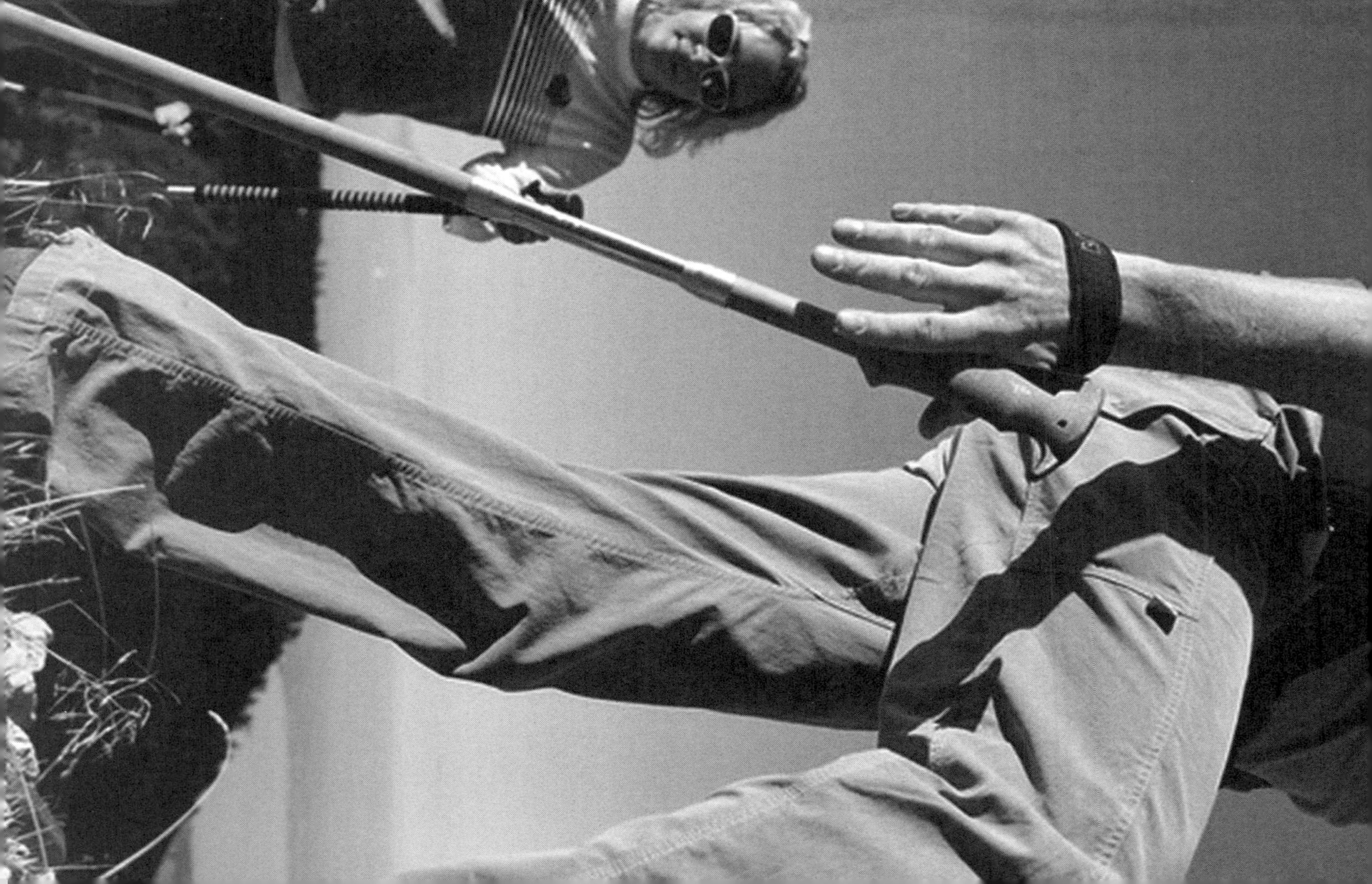

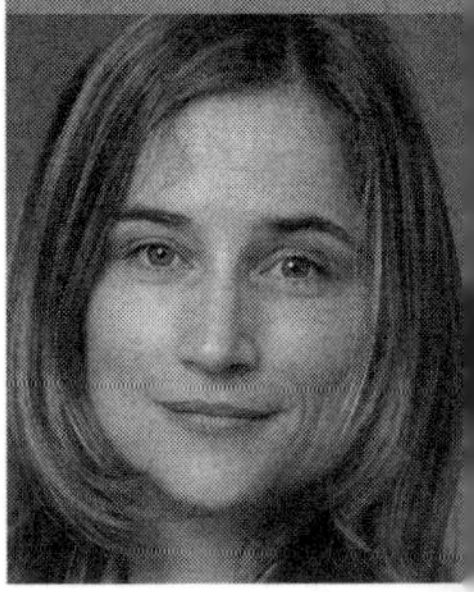

Von der Problem- zur Lösungstrance

Geschichten erzählen in der Familienmediation

Dr. Christine Mattl

Die folgende geführte Trance könnte mit einem Paar durchgeführt werden, das vor der Trennung steht und um „Obsorge“ (Sorgerecht) und „Recht auf persönlichen Verkehr“ (Umgangsrecht) bezüglich seiner beiden Kinder streitet.

Manche Paare sind so sehr in ihre Probleme und ihren Konflikt verstrickt, dass ihnen ihre Situation mitunter hoffnungslos erscheint. Die MediantInnen meinen dann, es wäre geradezu unmöglich, einen Schritt nach vorne zu tun oder auch nur nach vorne zu schauen. Wir sprechen dann von einer sehr mächtigen „Problemtrance.“ Nun sind aber in jeder Person und in jedem Beziehungssystem genauso die ressourcenorientierten und kompetenzfokussierten Kräfte angelegt. Diese können aktiviert werden, wenn ein neues Ziel vorstellbar ist.

Als Mediatorin versuche ich dann, sowohl das Erleben der Personen im Konflikt empathisch bestätigend zu begleiten und wertzuschätzen als auch Änderungsinterventionen anzubieten.

Die folgende Gedankenreise nimmt Anleihen bei der (indirekten) hypnotherapeutischen Tranceinduktion (vgl. Gunther Schmidt 2005: Einführung in die hypnosystemische Therapie und Beratung) und der Tradition des Geschichtenerzählens (Sonja Steixner o.J.: Impulse zur mediativen Arbeit mit hoch eskalierenden Konfliktparteien und Ritualen.)

Die Mediatorin spricht:
„Ich lade Sie nun zu einer kleinen Gedankenreise ein. Sie könnten sich ein bisschen zurücklehnen, wenn Sie wollen, auch ein bisschen die Schultern locker lassen, die Hände entspannt hinlegen. Nehmen Sie einmal an, ich würde Ihnen vorschlagen, sich Ihre gemeinsame Geschichte als eine lange Wanderung vorzustellen, auf der Sie schon viele, viele Jahre unterwegs sind. Sie könnten sich vorstellen, wie Sie gemeinsam durch wechselndes Terrain marschieren, vielleicht sehen Sie einmal ein fruchtbares Feld, vielleicht steiniges Gelände. Mal war die Wanderung angenehm, mal wunderschön, mal schwierig. Sie sehen vielleicht, dass Sie zuerst gemeinsam gegangen sind, bei jedem Wetter. Mal war es sonnig und heiter, dann wieder regnete oder hagelte es. Vielleicht mussten Sie durch tiefen Schnee stapfen. Möglicherweise versuchten Sie dann, aus dem einen Weg zwei zu machen. Zuerst versuchten Sie, sich ein wenig zu entfernen, dann wollten Sie unabhängig vom anderen weitergehen. Ihre Wege ließen sich aber nicht gut trennen, Sie stießen immer wieder zusammen, wussten nicht, wo es weitergeht. Nun möchten Sie mal sehen, wo Sie jetzt gerade stehen? Möglicherweise könnten Sie einen Abgrund sehen, einen tiefen Abgrund, wo vielleicht Ängste und Befürchtungen lauern, die Sie oder Ihre Kinder betreffen. Sie könnten sich diesen Abgrund genau ansehen wollen, wie tief er ist, welche Gefahren er birgt, wie man hinunter und wieder hinauf kommen könnte. Sie könnten die Felsstruktur studieren, die Kanten und Felsvorsprünge. Möglicherweise kommt Ihnen alles sehr schroff und wenig einladend vor. Wenn Sie dann lange genug in diesen Abgrund geschaut haben und ihn sehr genau betrachtet haben, wollen Sie vielleicht, ganz in Ruhe, ein kleines bisschen nachsehen, was es sonst noch gibt.

Möglicherweise würden Sie Ihren Blick ein bisschen anheben, um zu sehen, was sich auf der anderen Seite der Schlucht befindet. Dafür könnten Sie Ihren Blick die gegenüberliegende Schluchtwand entlang vom Abgrund nach oben schweifen lassen, um einfach mal hinzublinzeln, was es denn auf der anderen Seite der Schlucht so geben könnte. Wenn

Sie nun so einen schnellen Blick, vielleicht zwischen den Wimpern hindurch, nach drüben gewagt haben, könnten Sie sich auch fragen, ob Sie einen angenehmen, frischen Wind, eine leichte Brise, spüren, die von dort herüber streicht. Möglicherweise kommen auch Düfte von der anderen Seite herübergeschwebt, vielleicht duftet frisches Herbstlaub oder etwas anderes. Wenn Sie also so etwas Einladendes spüren oder riechen, könnten Sie vielleicht neugierig werden, könnten unter Umständen überlegen, einen längeren Blick hinüberzuschicken. Möglicherweise sehen Sie dort etwas, das Ihnen auffällt, das könnten zwei oder mehrere Wege sein, die sich dort, klar voneinander abgegrenzt, durch die Landschaft schlängeln. Oder Sie sehen vielleicht etwas anderes, das Ihnen dort gefällt, auf der anderen Seite. Wenn Sie Lust dazu hätten, würden Sie sich das genauer ansehen, was dort ist, das Ihnen gefällt. Sie sehen, wie groß oder wie klein das ist, ob es eine Person, eine Pflanze, ein Gegenstand ist, welche Farbe es hat, und könnten sich vorstellen, wie es sich anfühlen würde, wenn Sie es berührten. Unter Umständen weht die leichte Brise auch immer wieder mal einen Duft, so als Kostprobe, von dort herüber. Vielleicht beleuchtet die Sonne die Szenerie gerade?

Nun mal angenommen, ein Wunder wäre geschehen und Sie wären plötzlich dort, einfach so. Wie würden Sie sich dort fühlen? Wie würde sich Ihr Kopf anfühlen? Wie Ihre Schultern? Wie würden Sie gehen? Wären Ihre Schritte lang oder kurz? Wie fühlten sich Ihre Beine an? Wenn Sie also auf der anderen Seite einmal einfach so probeweise spazieren gingen, was gäbe es da noch alles zu sehen? Wer wäre da bei Ihnen? Wen könnten Sie mal besuchen gehen? Wer ginge ein Stück des Weges mit Ihnen? Was für Geräusche könnten Sie eventuell hören?

Gibt es dort vielleicht auch Plätze unter üppigen Bäumen, die zum Verweilen einladen? Wo man sich hinsetzen könnte, auch jemanden treffen, um etwas zu besprechen, bevor man wieder seinen eigenen Weg verfolgt?

Nun mal angenommen, es gefiele Ihnen dort auf der anderen Seite, wo mehrere Wege weitergehen. Dann würde ich Ihnen vorschlagen, doch mal nachzudenken, ob Sie irgendwann einmal über diesen Graben hinüber wollen, um auf der anderen Seite weiterzugehen. Sollten Sie also erwägen, den Graben zu überqueren, könnten Sie mal schauen, wie weit die andere Seite entfernt ist. Vielleicht sehen Sie, dass sie viel näher ist, als Sie angenommen hatten. Vielleicht ist die Schlucht an einer Stelle schmäler, vielleicht ist sie irgendwo nur einen Meter breit.

Wenn Sie dann einmal an dieser Schmalstelle wären und so weit wären, diesen Graben überqueren zu wollen, wie würden Sie denn das tun? Wie würden Sie diesen Schritt oder Sprung vorbereiten? Was würden Sie denn als erstes tun, wollten Sie auf die andere Seite gehen? Was gäbe es noch für Möglichkeiten? Vielleicht fällt Ihnen einiges dazu ein und Sie wollen es für sich, nur für sich, gleich aufschreiben?

Vielleicht haben Sie auch noch keine Lust, hinüber zu springen oder Sie wollen hier auf dieser Seite noch etwas abschließen? Was könnten Sie denn hier noch tun, damit Sie dann einmal den Schritt hinüber tun? Und wenn Sie sich das notiert haben, dann schreiben Sie vielleicht auch auf, wie viel Zeit Sie sich geben wollen, so ungefähr, wie viel Zeit Sie hier noch verbringen wollen.

Dann könnten Sie überlegen, wie Sie sich fühlen würden, hätten Sie den Sprung hinter sich. Wie würde es Ihrem Kopf gehen, wie den Schultern? Vielleicht können Sie etwas schmecken oder riechen? Welche Gerüche wären das? Was würde Ihnen durch den Kopf gehen?

Und, nur mal angenommen, Sie hätten diesen großen Schritt gewagt und wären auf dieser anderen Seite mit den verschiedenen Wegen angekommen, was würden Sie denn dort als erstes tun? Würden Sie dort irgendetwas ausprobieren wollen? Was wäre denn ein allererster, ganz kleiner oder ganz großer Schritt? Vielleicht wollen Sie auch das aufschreiben?“

Dies ist nur ein mögliches Ende. Die Mediatorin hätte eine kürzere Geschichte erzählen oder noch weitere Fragen stellen können. Die MediantInnen könnten von der Problemtrance in eine Lösungstrance geraten sein. Sie könnten für sich neue Handlungsmöglichkeiten sehen oder Impulse bekommen haben, etwas zu verändern.

VIELFALT Mediation
Dr. Christine Mattl
Messerschmidtgasse 29/5
1180 Wien, Austria
Tel.: +43 / 6764100307
E-Mail: cm@vielfalt-mediation.at
www.vielfalt-mediation.at

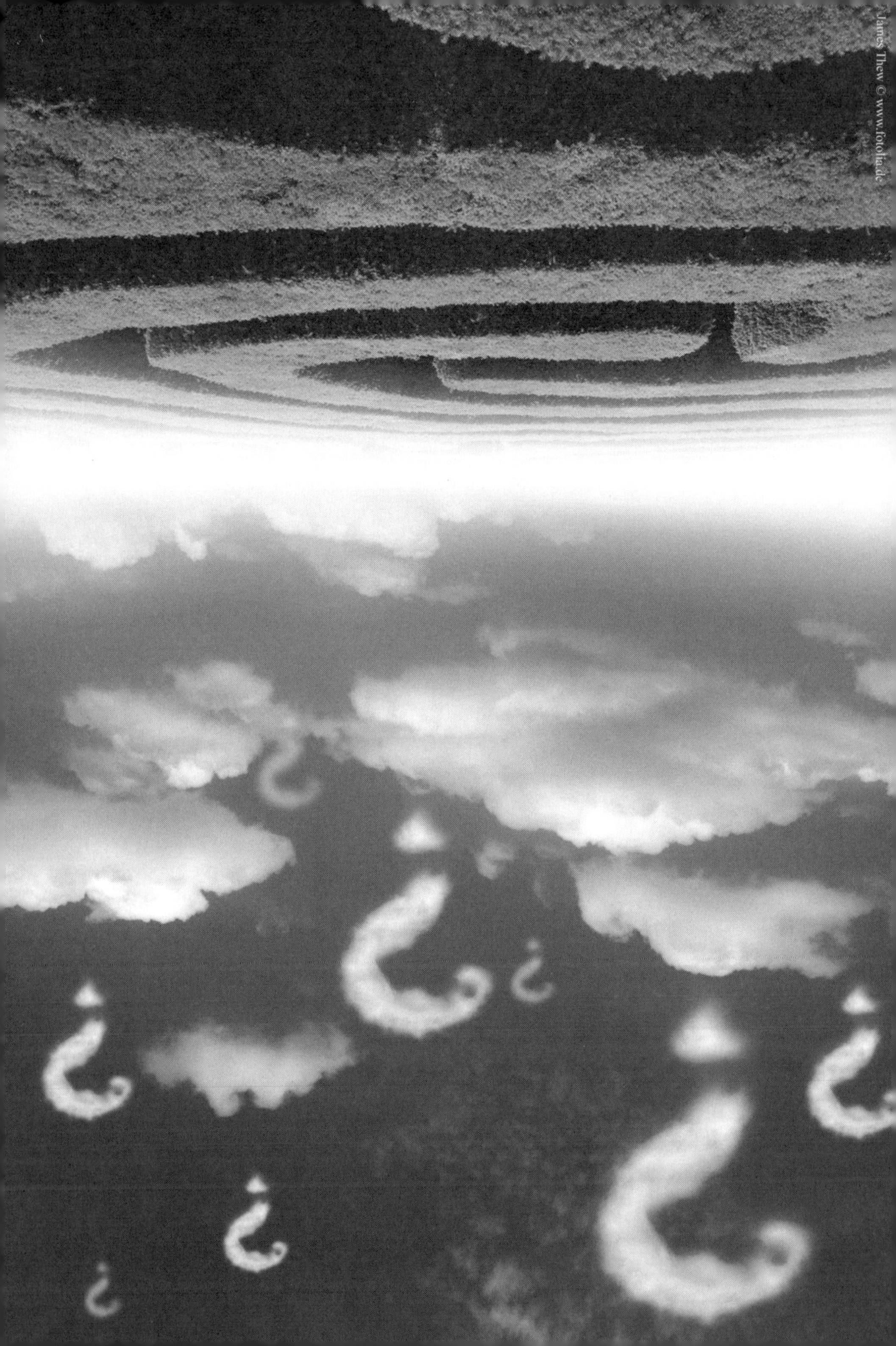

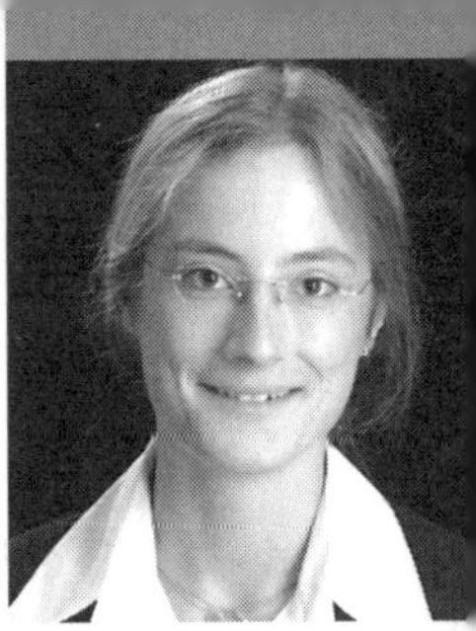

Lea und Max im Teufelskreis

Dr. Eva-Maria Bauer

Lea und Max, beide 35 Jahre alt, kommen gemeinsam zu mir in die Mediation. Max berichtet, dass ihm die Konstanz und Basis in der Beziehung zu seiner Frau fehlt und sie sich darüber inzwischen „tot gesprochen“ hätten. Er wünscht sich, dass Lea offen und ehrlich mit ihm kommuniziert. Lea benennt sofort ihr Hauptthema: seine Eifersucht. Vor drei Wochen kam es zur Eskalation: Als Lea zum Klassentreffen aufbricht, fordert Max sie dazu auf, Kondome einzupacken. Lea ist fassungslos über das fehlende Vertrauen von Max. Sie stürzt sich auf ihn und trommelt mit den Fäusten gegen seine Brust. Daraufhin wird Max „eiskalt“ und ist nicht bereit, an diesem Abend auf die gemeinsame Tochter Mia aufzupassen. Nun berichten Lea und Max gemeinsam von ihrer Ehe.

Sich finden und streiten

Die beiden kennen sich seit 12 Jahren. Er hat sich damals auf einer Party sofort in die große blonde Frau verliebt und sie mit seinem verschmitzten Charme begeistert. Schon bald nach dem Kennenlernen beschließen sie, sich eine gemeinsame Wohnung zu suchen und zusammen zu ziehen. Den ersten großen Krach gibt es schon nach wenigen Wochen in der gemeinsamen Wohnung. Lea muss sich auf die Abschlussprüfung ihres Studiums an der Berufsakademie vorbereiten und fühlt sich deswegen sehr unter Druck. In dieser Situation fühlt sie sich von Max nicht unterstützt. Nach dem Streit packt Lea ihre Sachen und zieht für zwei Monate zu ihren Eltern. Nach der Prüfung versöhnen sie sich und versprechen sich gegenseitig, in Zukunft ruhiger miteinander zu sprechen, wenn es Unzufriedenheiten gibt. Doch Streit, gegenseitige Verletzungen und Enttäuschungen werden zum häufigen Begleiter in ihrer Beziehung. Trotzdem möchte Lea Max unbedingt heiraten und umschmeichelt ihn so lange, bis er einwilligt. Die standesamtliche Trauung organisieren sie innerhalb von sechs Wochen. Max verspricht Lea, ein schönes Fest nachzuholen. Als sie darauf pocht, blockt er ab. Das ist für Lea der erste große Bruch in der Beziehung zu Max. Belastend für Lea wird zudem, dass Max eine große Eifersucht entwickelt und Lea am liebsten gar nicht mehr aus den Augen lassen möchte. Er fragt nach jedem Anruf, wer am Apparat war, möchte nicht, dass Lea abends mit ihren Freundinnen ausgeht, und lebt mit der Befürchtung, sie könnte einen anderen, vielleicht besseren Mann finden. Wegen ihrer Beziehungsprobleme suchen Max und Lea immer wieder Beratungsstellen auf. Beide werden auch mehrfach durch Psychotherapeuten unterstützt. Doch eine dauerhafte Verbesserung ihrer Beziehung erreichen sie durch diese Gespräche nicht.

Sich lieben und verletzen

Der gemeinsame Kinderwunsch wird zu einer großen Zerreißprobe für die Ehe. Nach zwei Fehlgeburten und vielen Tränen ist Lea bei der dritten Schwangerschaft sehr ängstlich und voller Sorge, das Kind erneut zu verlieren. Sie fühlt sich elend, muss viel liegen und verbringt ab dem sechsten Monat den Rest der Schwangerschaft im Krankenhaus. Auch Max macht sich Sorgen, kann dies aber nur schwer zeigen. Er überspielt seine Ängste mit flapsigen Bemerkungen und gespielter Lässigkeit. Lea fühlt sich erneut von ihrem Mann unverstanden und mit ihren Sorgen und Ängsten allein gelassen.

Als die gemeinsame Tochter Mia gesund auf die Welt kommt, sind beide überglücklich und hoffen auf einen Neuanfang zu dritt. Doch auch dieses Mal helfen alle guten Vorsätze nichts. Als Mia zwei Jahre alt ist, bittet Lea Max, mit ihr in die Mediation zu gehen. Er hat wenig Lust, erneut einem fremden Menschen die gemeinsame Geschichte zu erzählen, vor allem, weil er sich dabei immer in der Position des Beschuldigten fühlt. Außerdem hat es die letzten Male ja auch nichts gebracht.

Letztlich gibt er Leas Drängen doch nach und kommt mit zu einem ersten Gespräch. Gleich zu Beginn äußert Max, dass er den Erfolg dieser erneuten Beratung skeptisch sieht. Er bedauert, dass durch jeden Streit mit Lea die ganze Beziehung in Frage gestellt wird. Und das, obwohl er immer noch so viel Liebe für seine Frau empfindet. Lea gibt ihm seiner Meinung nach einfach nicht das Gefühl, dass sie ihn liebt. Er müsse immer in Vorleistung gehen. Lea erwarte von ihm, dass nur er sein Verhalten ändere. Obwohl Max auch feststellt, dass er mit Lea keinen „gemeinsamen Weg" geht und ihm das Vertrauen zu ihr fehlt, will er sich zu diesem Zeitpunkt auf keinen Fall von ihr trennen.
Lea berichtet, wie sie immer in Hab-Acht-Stellung ist und am liebsten gar nicht mehr mit Max ausgehen möchte, aus Angst, seine Eifersucht könnte wieder geschürt werden. Immer wieder wirft Max Lea vor, anderen Männern hinterher zu schauen. Lea fühlt sich dabei zu Unrecht verdächtigt. Sie möchte auch nicht „Ich liebe Dich" sagen müssen, weil Max es hören will.

Lea weint in diesem ersten Gespräch viel und stellt klar, dass es so nicht weiter gehen kann und dass sie ernsthaft an eine Trennung denkt. Hierbei äußert sie die Hoffnung, dass Max auszieht, damit Mia mit ihr in ihrer gewohnten Umgebung bleiben kann.
Hierauf erwidert Max, dass er Lea nicht im Weg stehen wolle, sie in der Wohnung bleiben und alles haben könne. Er habe resigniert und sei leer und traurig. Er habe „keine Meinung mehr" und befürchte, dass dieses Gespräch sie einer anwaltlichen Auseinandersetzung näher bringe. Daher wolle er nun nichts mehr sagen. Er äußert dann aber noch, dass es sein Ziel ist, zu überleben und dass für ihn das Ausziehen aus der gemeinsamen Wohnung keinen Ausweg darstelle.
Nach diesem Erstgespräch stelle ich den beiden frei, sich erneut bei mir zu melden. Aber wirklich glauben kann ich nicht daran, dass Max und Lea in ihrer verfahrenen Situation erneut den Weg an den Mediationstisch finden.

Sich trennen und zweifeln

Umso überraschter bin ich, als Max sich schon am nächsten Vormittag wieder bei mir meldet. Er berichtet, dass auch er am Vorabend nicht an eine Fortsetzung der Mediation geglaubt habe. Aber er sehe einfach keinen anderen Ausweg, um wieder mit Lea ins Gespräch zu kommen. Für Lea ist es jedoch momentan nicht vorstellbar, sich mit Max wieder an einen Tisch zu setzen. Daher vereinbare ich zunächst mit beiden ein Einzelgespräch für die folgende Woche.

Im Einzelgespräch ist Max gefasst und zeigt sich an einer Wiederannäherung an Lea interessiert. Er berichtet von seinem Gang zu verschiedensten Beratungsstellen und davon, dass er keine Kraft dafür habe, alles nochmals zu erzählen. Er hofft auf eine Versöhnung mit Lea und eine tragfähige Lösung für eine gemeinsame Zukunft. Max ergründet gemeinsam mit mir den Teufelskreis, den er als Grundmuster ihrer Beziehung sieht. Demnach löst die Eifersucht von Max einen Rückzug von Lea aus. Dies führt dazu, dass Max die Basis für die Beziehung fehlt. Darunter versteht er ein Nest, eine Heimat, wo er sich wohlfühlen kann. Aus dieser fehlenden Basis entspringt das mangelnde Vertrauen beider Partner, welches Max Eifersucht weiter schürt. Dieser Teufelskreis hat sich so eingespielt, dass Lea und Max immer wieder in seinen Strudel geraten und ein Ausbrechen daraus nach so vielen Jahren eine große Herausforderung für die beiden darstellt, die sie alleine nicht mehr meistern können.

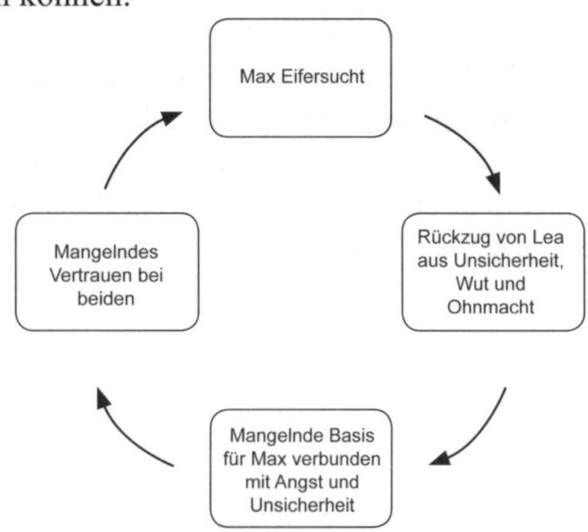

Max äußert im Einzelgespräch nochmals, dass er den Wunsch hat, eine Basis für eine dauerhafte Beziehung zu Lea zu schaffen. Dabei sehnt er sich nach einer klaren Kommunikation von Seiten von Lea, erkennt aber gleichzeitig, dass er sich manchmal zu direkt und dadurch verletzend ausdrückt. Er nimmt sich vor, Lea mehr zu entlasten und ihr Zeit für sich selbst zu verschaffen, indem er mehr alleine mit Mia unternimmt.

Lea stellt im Einzelgespräch nochmals klar, dass sie die einzige Chance in einem vorläufigen Auszug von Max sieht. Er habe nach seinem Einzelgespräch zu ihr gesagt, dass er gehe, wenn sie es wolle. Die Vorstellung ist für sie sehr schmerzhaft, da sie emotional noch tief in der Beziehung zu Max steckt. Sie erlebt viele Situationen jedoch als „Scheinhinrichtung.“ Immer wieder werden dabei die gleichen Fehler gemacht. Lea hat Panik davor, allein zu sein und sorgt sich um die Betreuung von Mia, vor allem weil Lea bald wieder halbtags in ihren Beruf zurückkehren will. Sie fürchtet, für sich selbst dann gar keine Zeit mehr zu haben. Zudem macht sie sich Gedanken darüber, wie Mia die Trennung der Eltern aufnehmen wird. Schon seit dem letzten gemeinsamen Mediationsgespräch ist bei Mia der Papa viel mehr Thema als sonst. Lea ist es wichtig, dass Mia ihren Papa weiterhin regelmäßig sieht und die Kleine ein gutes Verhältnis zu Max behält. Lea möchte trotz aller Bedenken noch am selben Abend mit Max über seinen Auszug sprechen.

Sich einigen und hoffen

Zweieinhalb Wochen später treffen wir uns zu einem weiteren Gespräch zu dritt. Max und Lea berichten, dass Max, wie von Lea gewünscht, seit zwei Wochen bei seinen Eltern wohnt. Lea empfindet den Abstand als positiv. Max macht die Situation traurig, und die Treffen mit Mia tun ihm weh. Trotzdem trifft er Lea und Mia regelmäßig und findet, dass es dabei auch schöne Momente gibt.

Im Mediationsgespräch sammeln wir die Themen, über die Lea und Max sich nach seinem Auszug nun abstimmen wollen. Lea möchte über die Besuchsregelung von Max und Mia, die Zeitperspektive des getrennten Wohnens und Max Eifersucht sprechen. Max Themen sind ebenfalls der Zeitrahmen der Trennung und der Umgang mit Mia. Zusätzlich nennt er die Gefühle in der Partnerschaft und die von ihm empfundene Einseitigkeit der erwarteten Veränderungen als für ihn wichtige Themen.

Lea und Max haben das gemeinsame Interesse, dass Mia und Max in engem Kontakt bleiben, und wollen daher zuerst über den Umgang zwischen Mia und Max sprechen. Sie sprechen über dieses Thema ruhig und sind sich schnell einig, dass Max Montag, Mittwoch und Freitag abends und, wenn er möchte, auch morgens zum Aufstehen kommt, um Mia zu sehen. Die Wochenenden wollen Lea und Max nach Absprache auch zu dritt gestalten. Max behält für Notfälle seinen Schlüssel für die Wohnung, klingelt aber, wenn er zu Besuch kommt. Lea und Max beschließen auch, dass sie auf Mias Fragen ehrlich antworten und ihr sagen wollen, dass Papa im Moment bei Oma und Opa schläft. Zudem wollen sie in Zukunft schwierige Themen nicht mehr vor Mia ansprechen, sondern Dinge dann klären, wenn Mia schläft.

Um das Thema der zeitlichen Perspektive der Trennung anzugehen, nennen Lea und Max zunächst ihre Bedürfnisse und Wünsche für die aktuelle Situation. Lea wünscht sich Zuverlässigkeit und Interesse von Max an Mia und damit verbunden auch eine Entlastung für sich, die ihr Zeit für sich selbst gibt. Max wünscht sich, dass er die Basis der Beziehung wieder spüren und das Vertrauen in Lea wieder gewinnen kann und sie beide langfristig als Paar mit Vertrauen, Engagement, Liebe und gemeinsamen Interessen den Alltag gestalten können. Bei dieser Bedürfnissammlung fällt auf, dass Leas Bedürfnisse sich auf den Kontakt zwischen Vater und Tochter beschränken, Max aber nach wie vor ein starkes Bedürfnis danach hat, die Beziehung zu Lea wieder in Ordnung zu bringen.

Was die Dauer der räumlichen Trennung anbelangt, erbittet sich Lea mindestens drei Monate. Wir besprechen, dass nach Ablauf dieser Zeit wieder darüber gesprochen wird, wie es weitergehen soll.
Zum Abschluss des Gesprächs äußern Lea und Max ihre Wünsche an den anderen für die nächsten Wochen. Lea wünscht sich von Max, dass er die von ihr aufgezeigten Grenzen einhält und aufhört, zu sticheln, wenn sie ihn darum bittet. Sie ist der Meinung, dass er nur mit Hilfe einer Psychotherapie einen besseren Umgang mit seiner Eifersucht lernen kann, und bittet Max darum, sich um einen Termin zu bemühen. Max wünscht sich von Lea Toleranz und Offenheit ihm gegenüber. Wir vereinbaren einen weiteren Gesprächstermin nach sechs Wochen. Nach diesem ruhigen und zielorientierten Gespräch wirken beide hoffnungsvoll, dass sie ihre oft so angespannte Beziehungssituation doch noch in den Griff bekommen können.

Sich verkämpfen und wegstoßen

Zum vereinbarten Termin erscheinen Lea und Max sehr angespannt. Lea berichtet, dass sie sich im Moment überlastet fühlt, da Mia krank war und auch die Großeltern krankheitsbedingt ausgefallen sind. Auch Max ist beruflich belastet, da in seiner Firma Stellen gestrichen werden und er befürchtet, dass es ihn treffen könnte. Beide sind im Bezug auf die alltägliche Belastung am Limit. In dieser Situation kam es erneut zu einer Eskalation, die Lea wieder alles in Frage stellen lässt. Lea und Max hatten darüber gesprochen, dass Max bei Lea und Mia übernachten könnte. Lea erfährt am gleichen Abend von einer möglichen Erkrankung ihrer Mutter und will in dieser Situation den engen Kontakt zu Max nicht. Sie sagt die lose Verabredung mit Max ab. Daraufhin bricht Max die soeben begonnene Psychotherapie wieder ab, was Lea sehr enttäuscht. Sie erkennt das alte Muster wieder: „Wenn es bei mir schwierig wird, dann habe ich einen Mann, der Druck macht.“
Lea und Max geraten wieder in den bekannten Teufelskreis. Max fühlt sich von Lea zurückgewiesen und reagiert darauf mit Sarkasmus und

scheinbarer Kälte. Er hat den Eindruck, dass er als Papa nur gefragt ist, wenn es Lea gerade passt. Auch im Mediationsgespräch geht er nun auf Distanz zu Lea und bittet um ein weiteres Einzelgespräch. Lea äußert, dass sie im Moment nicht mehr mit Max in einer Wohnung sein möchte, und bittet darum, dass er Mia mit zu sich nimmt, damit sie ein paar Stunden ungestört arbeiten kann.

In den folgenden Einzelgesprächen mit Lea und Max wird deutlich, dass sie sich jetzt so weit voneinander entfernt haben, dass ein ungezwungener Kontakt im Moment nicht möglich ist. Max hat dabei das letzte gemeinsame Gespräch als Befreiung erlebt, da er davor das Gefühl hatte, über Wochen alles geschluckt zu haben. Lea hingegen hat das Gespräch frustriert. Max habe ihrer Meinung nach mit Kanonen auf Spatzen geschossen. Für beide ist eine endgültige Trennung nach diesem Gespräch wahrscheinlicher geworden. Da ihnen eine direkte Kommunikation momentan nicht möglich ist, fungiere ich als Botschafterin zwischen den beiden und trage die Informationen aus den Einzelgesprächen dem jeweils anderen zu. Auf diesem Weg stimmen sich Max und Lea darüber ab, welche Gegenstände Max aus der bisher gemeinsamen Wohnung mitnimmt.

Max holt, wie vereinbart, an einem Wochenende, an dem Lea mit Mia verreist ist, seine Möbel, Kleider und Werkzeuge aus der Wohnung. Die bisher gut gelingende Umgangsregelung von Max mit Mia funktioniert jetzt nicht mehr, da Lea und Max sich momentan nicht persönlich sehen wollen. Lea schlägt vor, dass sie Mia zu ihren Eltern bringt, damit Max sie dort abholen kann. Max möchte diese Übergabe über Dritte nicht und beschließt deshalb, keinen direkten Kontakt mehr zu Lea und Mia zu haben, bis die beiden eine endgültige Vereinbarung miteinander getroffen haben. Lea möchte, dass Max sie und Mia auch finanziell unterstützt. Max ist es wichtig, dass Mia von ihm erhält, was ihr zusteht. Er möchte die Unterhaltsberechnung aber von einem Anwalt durchführen lassen, um rechtliche Sicherheit zu haben. So sieht Mia ihren Papa einige Wochen lang nicht. Lea und Max möchten sich zwar nicht persönlich begegnen, kommunizieren in dieser Phase aber mehrfach per Mail miteinander. Lea schreibt Max: „Ich hoffe, dass wir für Mia gute

Eltern sein können, denn sie braucht eine Mutter und einen Vater, und ich bitte dich, dass wir nichts auf Kosten unseres kleinen Knopfes austragen.“ Weiter schreibt sie: „Nun wünsche ich dir eine gute Zeit und uns, dass wir das alles mit Würde und Anstand über die Bühne bekommen. Und noch mal, sollten mit mir im Affekt die Pferde durchgehen, dann ist das nicht, um dich zu provozieren oder zu schocken, sondern aus Verzweiflung darüber, dass es nicht geklappt hat.“ Max antwortet: „Ich bekomme diese Trennung und uns im Kopf nicht zusammen, mir tut das alles auch weh ... Aber wollen wir den Wahnsinn so weitermachen? Wie lange soll das noch gut gehen, bis einer von uns beiden zusammenbricht?“ Weiter schreibt er: „Ich will nach vorne schauen. Vielleicht gibt es die Möglichkeit für uns, wenn alles geregelt wurde, einen normalen Umgang zu führen. Die vielen Wendemöglichkeiten, die wir auf unserer Straße hatten, haben wir leider alle verpasst. Die Zeit wird uns möglicherweise neue Möglichkeiten aufzeigen, allerdings rückt das Gemeinsame mit der Zeit auch immer weiter in Vergessenheit, leider.“

Sich respektieren und einigen

Als ich Lea und Max anrufe, um ihr Einverständnis für die Veröffentlichung ihrer Geschichte in diesem Buch einzuholen, berichten beide, dass es ihnen inzwischen recht gut geht. „Zumindest besser als davor,“ stimmen beide überein. Max kam in Bezug auf die Kontakte mit Mia doch wieder selbst auf Lea zu, und sie haben gemeinsam eine gute Regelung getroffen. Mia ist jetzt ein Mal in der Woche bei Max und übernachtet dort auch. Sie freut sich jedes Mal auf ihren Papa. Die Unterhaltsverhandlungen liefen einige Zeit über den Anwalt. Letztlich akzeptierte Max Leas Vorschlag. Lea und Max verstehen sich durch den Abstand auch wieder besser und haben regelmäßigen Kontakt. Sie haben erkannt, dass sie eine Ehe gelebt haben, in der gemeinsame und jeweils eigene Bedürfnisse nicht ins Gleichgewicht zu bringen waren. Das Zusammenleben hat einfach nicht funktioniert. Aber inzwischen können sie auf einer anderen Ebene gut miteinander umgehen und stehen als Eltern von Mia Seite an Seite beisammen.

Die Geschichte von Lea, Max und Mia steht für alle Mediationen, die nicht geradlinig verlaufen, sondern in denen mit Erfolgen und Rückschlägen umgegangen werden muss. Diese Geschichte zeigt aber auch, dass letztendlich auch ein solch holpriger Weg zu einem guten Ziel führen kann und damit allen Beteiligten geholfen ist.

Dr. Eva-Maria Bauer
Mediatorin
LIKOM – Ludwigsburger Institut für Konfliktmanagement,
Mediation und Seminare
Marktplatz 2
71634 Ludwigsburg
Tel.: 07141 / 6887999
Fax: 07141 / 6887997
E-Mail: info@likom.info
www.likom.info

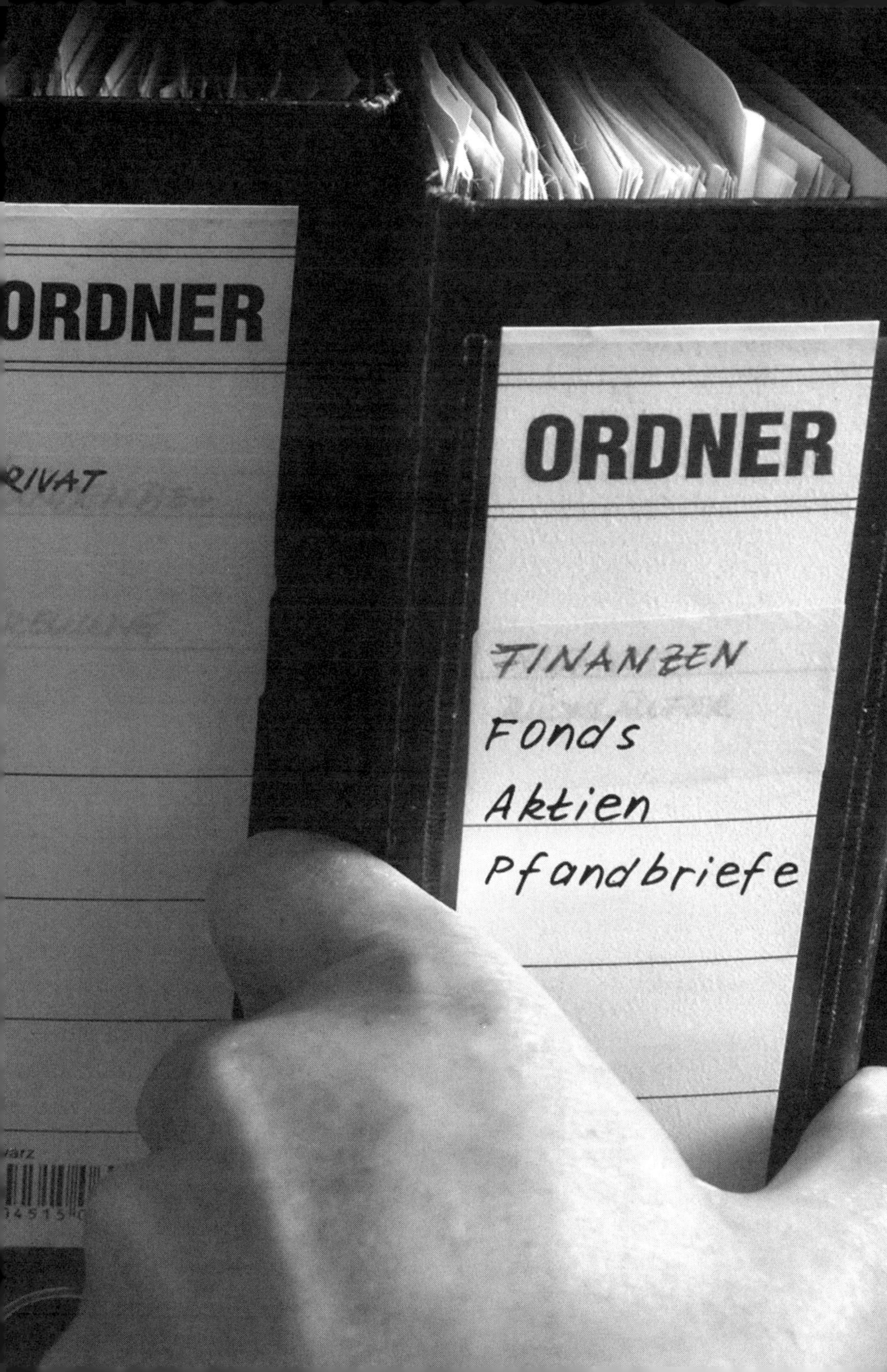
ORDNER
RIVAT
ORDNER
FINANZEN
Fonds
Aktien
Pfandbriefe

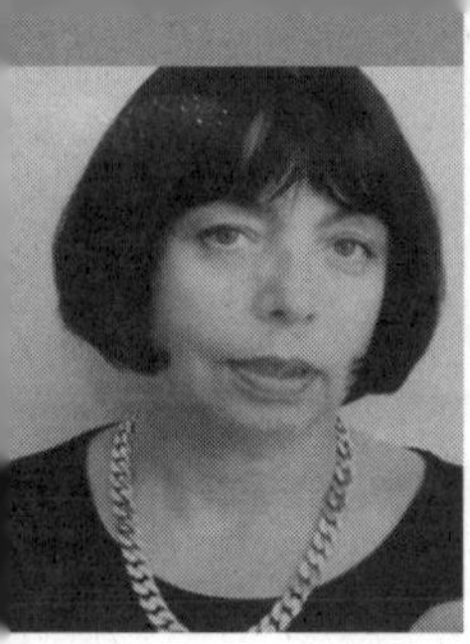

Das schwierige Bestandsverzeichnis

Jutta Hohmann

Einfaches ist manchmal so schwierig. In Phase 2 des Mediationsverfahrens klärt der Mediator mit den Konfliktparteien in der Familienmediation, was sie an Vermögen, Einkünften und Schulden haben und was sie genau zum Leben brauchen. Diese Klärung geschieht durch eine Bestandsaufnahme. Manchmal ist die Erstellung solch eines Bestandsverzeichnisses für die Eheleute mit großen Ängsten verbunden, weil sie befürchten, dass sich allein durch die Benennung eines Verkehrswertes für einen Gegenstand, wie z.B. einer Immobilie oder eines Unternehmens, ihre Position verschlechtert. Hierzu möchte ich folgenden Fall schildern:

Familien- und Sozialdaten

Ehepaar M:	Er:	50 Jahre, Beruf: Unternehmer
	Sie:	48 Jahre, Beruf: Sozialarbeiterin
Kinder:	zwei volljährige Kinder	

Themenbereich der Mediation

Aufteilung des Vermögens
Aufteilung der Schulden

Sachverhalt und Konfliktsituation zu Beginn der Mediation

Die Eheleute M waren über 20 Jahre verheiratet und lebten bereits über drei Jahre getrennt, als sie sich für eine Mediation entschieden. Sie waren seit über einem Jahr beide anwaltlich vertreten. Ein Scheidungsverfahren war längst bei dem Familiengericht anhängig und der Termin zur Scheidung war vom Familiengericht schon anberaumt worden.

Verlauf der Mediation

Noch in der 1. Sitzung konnten ein Arbeitsbündnis über die Durchführung der Mediation und eine Vereinbarung der Prinzipien der Mediation geschlossen werden. Zu den Erwartungen befragt, antworteten beide, dass sie sich eine Lösung wünschen, die für alle Beteiligten fair ist. In der ersten Sitzung habe ich ebenfalls erfahren, dass zum Vermögen der Eheleute Immobilienvermögen, Beteiligungen an einer Gesellschaft, Bausparverträge und Lebensversicherungen gehören, aber auch zahlreiche Schulden bestehen. Ich überreichte also zum Ende der Sitzung das von mir entworfene Bestandsverzeichnis für Angaben zum Vermögen und Verbindlichkeiten, sowie Einnahmen und Ausgaben, Grundbuchauszug und Darlehensverträge. Die Eheleute versprachen, diese Liste zur nächsten Sitzung ausgefüllt mitzubringen. Ich hatte den Eindruck, dass es sich hier um eine ganz normale Mediation handele, die unproblematisch durchgeführt werden könnte.

Zu Beginn der zweiten Sitzung legte Frau M das von ihr akkurat ausgefüllte Bestandsverzeichnis vor. Herr M hatte noch keine Zeit gehabt, dieses auszufüllen.

Frau M wurde sehr zornig:
Das ist ja unglaublich. Hier gibst du wieder keine Auskunft. Zu mir gewandt: Seit über einem Jahr macht meine Anwältin Zugewinnausgleichsansprüche geltend. Um diese Ansprüche berechnen zu können, muss sie jedoch wissen, welchen Wert sein Vermögen hat. Mein Mann hat ein Unternehmen, das ich gar nicht einschätzen kann. Hierzu muss er aber Auskunft geben, was er hat. Dies hat er nie getan. Meine Anwältin hätte im Scheidungsverfahren auch noch den Zugewinn als

Folgesache anhängig machen müssen. Dies wollte ich erst einmal jedoch nicht, nachdem sie mir erklärt hatte, dass derartige Verfahren sehr zeitraubend und teuer sind. Deshalb hat sie Mediation vorgeschlagen. In diesem Augenblick begann in meinem Kopf das erste Mal, ein kleines Alarmglöckchen zu klingeln, und mir wurde klar, dass der Fall wohl doch nicht so einfach sei, wie ich mir dies vorgestellt hatte. Da jedoch Herr M versprach, zur nächsten Sitzung auf jeden Fall das Bestandsverzeichnis ausgefüllt mitzubringen, ebenso auch Grundbuchauszüge, Darlehensverträge und Erklärungen der Lebensversicherer über Rückkaufswerte, gelang es mir noch einmal, wieder in die Mitte zu kommen, und ich begann mit der Erstellung des Bestandsverzeichnisses für Frau M. Hiermit waren wir in der Mediationssitzung gut beschäftigt.

Es begann die dritte Sitzung. Herr M hatte sein Bestandsverzeichnis immer noch nicht erstellt. Im Übrigen konnte er auch nicht mitteilen, welchen Verkehrswert sein Unternehmen hat. Frau M geriet außer sich. Sie wies darauf hin, dass sie die ganze Zeit befürchtet habe, Herr M werde auch in dem Mediationsverfahren keine Auskunft darüber geben, was sein Betrieb wert sei. Sie befürchtete, er wolle das Verfahren nur hinauszögern und es ihr unmöglich machen, Zugewinnausgleichsansprüche geltend zu machen.

Ich fürchtete leider ähnliches. Leider deshalb, weil derartige Gedanken geeignet sind, die Mediatorin aus der Mitte zu werfen und sich innerlich auf der Seite einer Konfliktpartei aufzuhalten, anstatt allparteilich beide im Auge zu haben. Das Alarmglöckchen, das in der zweiten Sitzung leise geklingelt hatte, läutete jetzt schrill. Ich war mir für Augenblicke sicher, dass Herr M seine Frau über den Tisch ziehen und das Mediationsverfahren dahingehend benutzen wollte, seiner Verpflichtung zur Auskunft, die er nicht nur aufgrund des Arbeitsbündnisses, sondern die er auch aufgrund des Gesetzes hatte, nicht nachkommen zu müssen. Damit schien für mich alles klar. Sie war die Gute, er war der Böse. Meine Beschützerinstinkte kamen an die Oberfläche.

Natürlich bemerkte nicht nur ich, dass ich auf eine Seite gerutscht war. Herr M bemerkte dies natürlich ebenso. In vielen Supervisionen hatte ich glücklicherweise gelernt, dass häufig einer der Gründe, der uns aus der Mitte an die Seite einer Konfliktpartei bringt, darin zu suchen ist, dass wir die andere Seite nicht verstanden haben und dass genau zu überprüfen ist, ob der Andere wirklich der Böse ist oder ob ich nur falsch verstanden habe. Hinzu kam, dass ich wusste, mit wie vielen Ängsten die Erstellung eines Bestandsverzeichnisses häufig verbunden ist. Aus diesem Grunde stellte ich eine Frage.

Mediatorin: Herr M, was würde geschehen, wenn Sie Auskunft geben und den Verkehrswert Ihres Unternehmens mitteilen würden? Was befürchten Sie in diesem Fall?

Tipp: Blockaden bei der Bestandsaufnahme
Verweigert eine Konfliktpartei die Bestandsaufnahme, dann vermuten Sie bitte nicht gleich das Schlimmste, sondern fragen sie die Konfliktpartei, was sie daran hindert und welches ihre Befürchtungen sind.

Herr M: Natürlich habe ich mich bereits vor Beginn der Mediation anwaltlich beraten lassen. Mein Anwalt hat darauf hingewiesen, dass meine Ehefrau im Rahmen des Scheidungsverfahrens Zugewinnausgleichsansprüche gegen mich geltend machen kann. Dies ließ mich verzweifeln. Mein Betrieb ist doch mein einzig relevantes Vermögen. Die Immobilien sind belastet. Wenn ich meine Ehefrau auszahlen muss, muss ich den Betrieb veräußern. Dann würden wir beide die Existenzgrundlage verlieren. Meine Frau verdient doch nicht so viel und die Kinder brauchen doch auch noch etwas. Dies hat mich bereits während des anwaltlichen Schriftwechsels fertig gemacht. Ich hatte auch solche Angst, dass die Gutachter und Wirtschaftsprüfer, die sich mit der Bewertung von Verkehrswerten von Grundstücken und Betrieben beschäftigen, einen Verkehrswert des Unternehmens schätzen würden, bei dessen Annahme ich alles veräußern müsste oder sogar vielleicht in Vermögensverfall geraten würde.

Herr M weinte. Er legte außerdem ein Schreiben seiner Hausbank vor, aus dessen Inhalt sich ergab, dass eine weitere Diskreditierung mit großen Schwierigkeiten verbunden sei. Sollte er jedoch Zahlungsansprüche seiner Ehefrau befriedigen wollen, müsste er einen Kredit aufnehmen, wenn er das Unternehmen nicht veräußern wolle.

Ich hatte glücklicherweise die richtige Frage zur richtigen Zeit gestellt. Für Herrn M war sie der Türöffner. Als Herr M zu weinen begann, begann auch Frau M zu weinen. Damit war das Eis gebrochen. Die Papiertaschentücher, eines der wichtigen Handwerkszeuge einer Mediatorin, kamen zum Einsatz. Nachdem die Emotionen ausgelebt waren, wiederholte ich noch einmal, was ich schon zu Beginn der Mediation erwähnt hatte und auf was ich niemals müde werde, immer wieder hinzuweisen: Die Konfliktparteien werden in der Mediation nur dann einer Lösung zustimmen, wenn sie mit dieser auch einverstanden sind und diese ihren Interessen dient. Ich wies auch darauf hin, dass die Konfliktparteien nicht deshalb hier in der Mediation sind, damit tatsächlich die Ansprüche festgelegt werden, die das Gesetz vorsieht, sondern dass sie in der Mediation eine Lösung finden können, die sowohl auf dem Interesse von Frau M als auch auf dem Interesse von Herrn M beruht. Ich erinnerte daran, dass sie gegenseitig die Interessen und Bedürfnisse auch der jeweils anderen Konfliktpartei berücksichtigen wollten. Ich fasste die eben getätigten Äußerungen dahingehend zusammen, dass keiner von beiden möchte, dass der jeweils andere wirtschaftlich zerstört aus der Mediation herausgeht, sondern dass ein Ergebnis gefunden wird, mit dem beide zufrieden sein können. Die Eheleute konnten verstehen, wie wichtig es ist, den Bestand ihrer Vermögenssituation festzustellen, d.h. genau zu klären, welche Aktiva und welche Passiva gegenüber stehen und welches genau die Einnahmen und Ausgaben einer jeden Konfliktpartei sind, weil sie nur so feststellen können, was jeder im Einzelnen braucht und zu welchen Zahlungen er tatsächlich im Stande ist.

Am Ende der dritten Sitzung konnten die Eheleute folgende Zwischenlösung treffen:

1. Sie werden nur einer solchen Abschlussvereinbarung zustimmen, die nicht die Existenzgrundlage der Eheleute in Frage stellt.
2. Sie waren sich darüber einig, dass das Ruhen des Scheidungsverfahrens beantragt werden soll und der anstehende Scheidungstermin einvernehmlich verschoben werden soll, damit die Scheidungsfolgen in Ruhe geklärt werden können.
3. Herr M verpflichtete sich, sich unverzüglich mit der Handwerkskammer in Verbindung zu setzen, damit ihm ein Gutachter zur Schätzung des Verkehrswertes seines Betriebes genannt werde.

Zweieinhalb Monate später fand die vierte Mediationssitzung statt. Herr M war seiner Verpflichtung nachgekommen, und inzwischen lag auch eine Schätzung eines Gutachters vor. Kurze Zeit später hatten die Eheleute eine Lösung gefunden.

Jutta Hohmann
Rechtsanwältin und Notarin, Mediatorin (BAFM und BM)
Rankestr. 8
10789 Berlin
Tel.: 030 / 68054102
Fax: 030 / 76008380
E-Mail: anwalt@jutta-hohmann.de
www.jutta-hohmann.de

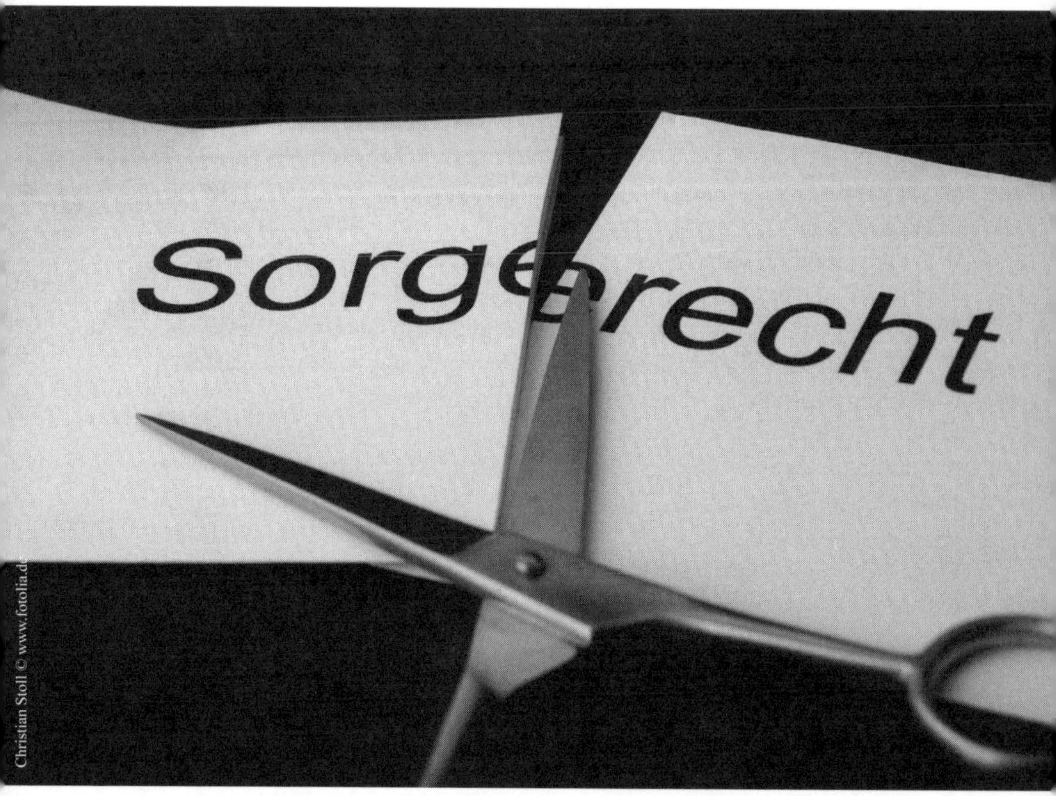
Sorgerecht

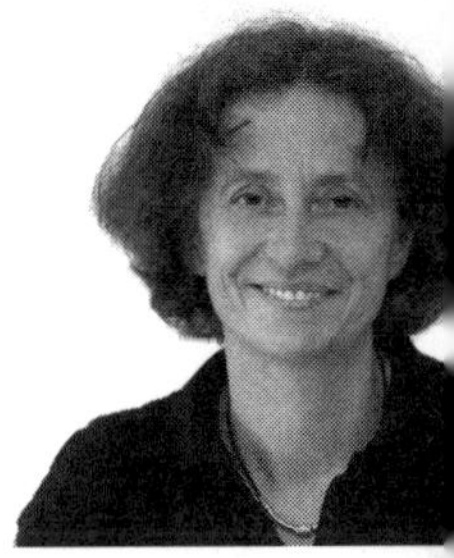

Nur weil Ihr Euch trennt ...

Kinder in der Trennungs- und Scheidungsmediation

Dr. Birgit Keydel

Ob und wie man Kinder in eine Trennungs- oder Scheidungs-Mediation mit einbezieht, ist eine in der Profession hinlänglich diskutierte Frage. Zwischen „gar nicht" und „von Anfang an" kann man viele Meinungen hören oder lesen. Am prononciertesten vorgetragen ist dabei sicher die Position von Hannelore Dietz, Heiner Krabbe und Sabine Thomsen („Familien-Mediation und Kinder", Köln 2002), die in einem Prozessleitplan dezidiert erläutern, zu welcher Phase man Kinder welchen Alters und in welcher Rolle sowie zu welchen Themen hinzuziehen kann. Unabhängig von solchen theoretischen Konzepten jedoch entscheidet letztlich die innere Haltung und Ausbildung des Mediators/der Mediatorin selbst sowie der Eltern selbst, welche Rolle Kinder in einem Mediationsprozess spielen.

Ich machte meine Mediationsausbildung unter anderem bei einer Mediatorin, die mit Trennungs- und Scheidungskindern in einer therapeutischen Gruppe arbeitete. Sie brachte uns bei, dass man Kinder unbedingt in diesen Prozess einbeziehen müsse. Bei ihr lernte ich zudem viel über die traumatischen Erfahrungen, die Kinder in den Trennungssituationen ihrer Eltern machen. Als ich dann zusätzlich zur Mediations- noch eine systemische Familientherapie-Ausbildung absolvierte, lag es nahe, dass ich auch mit Kindern im Rahmen einer Trennungs- und Scheidungs-Mediation arbeiten würde – falls die Eltern dies wollten. Theoretisch war ich dafür wundervoll gerüstet, praktisch hatte ich allerdings (bis auf Rollenspiele mit anderen Erwachsenen) keinerlei Erfahrung.

In der ersten Zeit wollten die Eltern nicht, dass ihre Kinder mit in die Mediation kämen oder sie hatten erst gar keine. Insgeheim war ich froh, mich nicht auf ein so unsicheres Terrain begeben zu müssen. Wahrscheinlich spürten meine Kunden meine Unsicherheit und gingen deshalb auf meinen Vorschlag, die Kinder hinzu zu ziehen, nicht ein. Bis

dann ein Paar, mit dem ich schon seit mehreren Sitzungen zusammen arbeitete, plötzlich meinte, sie fänden es eine gute Idee, ihre zwei Kinder mit in die Mediation zu bringen.
Ich erinnere mich noch wie heute an den Nachmittag, an dem die Kinder mit ihren Eltern kommen sollten. Ich stand aufgeregt hinter dem Fenster, blickte auf die Straße und hoffte, dass sie nicht kämen. Mein Konzept war gut. Ich lud die Kinder immer erst ein, wenn ihre Eltern sich grundsätzlich geeinigt, d.h. für ihre Kinder ein Modell des weiteren Zusammenlebens entwickelt hatten. Den Kindern wurde dieses Modell dann von mir vorgestellt, und sie konnten ihre Meinung, ihre Interessen und Wünsche in diesem Zusammenhang äußern. Die Eltern waren die ganze Zeit dabei, zunächst als stille Zuhörer meines Gesprächs mit ihren Kindern, dann als aktive Partner. Alles, was ich sagen würde, war vorher im Detail mit den Eltern abgesprochen. Es konnte also nichts schief gehen.
Trotzdem hatte ich Angst. Angst davor, dass etwas falsch laufen könnte, dass sich die Kinder von der Situation überfordert fühlten, die Traumatisierung sich verstärken würde, dass ihnen das Gespräch letztlich nicht helfen, sondern schaden würde. Die Eltern könnten mir das nie verzeihen, ich würde mir das nie verzeihen. War es letztlich vielleicht doch keine so gute Idee, die Kinder in den Mediationsprozess mit einzubeziehen?
Es war eine sehr gute Idee. Die Eltern und ihre Kinder kamen und die Sitzung verlief sehr gut. Die Kinder sprachen offen über ihre Sorgen und Nöte und forderten ihre Eltern auf, sich weniger zu streiten. Sie konnten sehr klar und präzise sagen, was sie bräuchten und ihr Realitätsbezug auf die Situation war enorm. In vielen Dingen waren sie viel klarer und präziser als ihre Eltern. Die Eltern hörten betroffen zu und weinten manchmal. Am Ende wollten die Kinder nicht gehen, sondern weiter bei der Mediation dabei sein. Es war deutlich, wie gut es ihnen getan hatte, gegenüber einer neutralen Person und im Beisein ihrer Eltern offen über die Situation zu sprechen. Es hatte für sie etwas Befreiendes. Sie fühlten sich ernst genommen und gut informiert. Sie waren

zugleich bereit, in der folgenden, für alle nicht einfachen Zeit, zu einem guten Ablauf beizutragen.

Diese erste Erfahrung mit Kindern in der Trennungsmediation ihrer Eltern ermutigte mich. Ich präzisierte das Verfahren und machte das Angebot, die Kinder mit einzubeziehen, nun offensichtlich so überzeugend, dass die meisten Eltern zustimmten. So arbeitete ich mit Kindern zwischen 5 und 25 Jahren und hatte immer das Gefühl, dass es sowohl ihnen als auch ihren Eltern sehr gut tat, am Mediationsprozess teilzunehmen. Spannend ist in diesem Zusammenhang zu erwähnen, dass die Eltern häufig befürchteten, dass ihre Kinder nicht mitkommen wollten. Diese Befürchtung erwies sich meist als unbegründet, denn die Kinder wollten, wenn sie gefragt wurden, sehr gern mitkommen.

Es erwies sich als sinnvoll, die Kinder erst später in den Mediationsprozess einzubeziehen. Nicht Kinder sollten die Verantwortung dafür tragen, wo und wie sie in Zukunft leben würden. Solche Entscheidungen müssen die Eltern treffen. Erst auf der Grundlage einer Entscheidung ihrer Eltern zog ich die Kinder zur Mediation hinzu. Nun mögen Kritiker fragen: Was können sie dann noch entscheiden, wenn alles schon entschieden ist? Ist das Ganze dann nicht eine Farce? Nein, das ist es auf gar keinen Fall. Die Kinder werden informiert und können ihre Meinung zum Geschehen und zu den Vorschlägen sagen. Die Mediation gibt ihnen die Möglichkeit, ihre Interessen und Wünsche zu formulieren und so auch eine Veränderung des elterlichen Vorschlages zu erreichen. Wie das zu verstehen ist, will ich anhand eines Beispiels erläutern.

Familie Walter

Herr und Frau Walter hatten in drei Mediationssitzungen eine Lösung für die Frage des Lebensmittelpunkts und des Umgangs mit ihren zwei Söhnen entwickelt und diese bereits zwei Wochen lang erprobt, als sie mit Kai (11) und Sven (13) in die Mediation kamen. Zu Beginn der Sitzung waren beide Kinder etwas wortkarg. Sie machten sich zwar in-

tensiv über Saft und Kekse her, die ich hingestellt hatte, beantworteten aber meine Fragen über Schule und Hobbys eher einsilbig. Sie erklärten mir auf Nachfrage, dass sie wussten, weshalb sie hier seien und zeigten wenig Interesse an einem weiteren Small-Talk. Also erläuterte ich Ihnen, was die Eltern beraten hätten: Dass sie sich trennen wollten – für die Kinder ein Pendelmodell beschlossen hätten – gemeinsam je eine Woche beim Vater und bei der Mutter – Vater blieb in der Familienwohnung – Mutter mietete eine neue Wohnung in der Nähe… Ich fragte die Eltern, ob sie ergänzen wollten. Sie schüttelten die Köpfe.
Beide Kinder schauten mich regungslos (fast gelangweilt) an und Sven meinte: „Das wissen wir schon. Das machen wir schon seit zwei Wochen so.“
BK: „Und wie findet ihr das?“
Sven: „Ist OK.“
BK zu Kai: „Und du?“
Kai: „Ist OK.“
BK: „Und was heißt ‚OK‘?“
Kai: „Na eben OK.“
BK: „Gibt es denn was, was ihr euch wünschen würdet, bei dem Ganzen?“
Nach etwas Zögern und mehrmaligem Nachfragen meinerseits sagte dann Kai: „Also mein Freund Karl muss mit seinem Papa jedes Wochenende, wenn er bei dem ist, irgendwo hin, in einen Freizeitpark oder sowas. Das ist richtig blöd, weil wir dann immer nichts machen können. Der hat seitdem so wenig Zeit. Also das möchte ich nicht, dass ihr jetzt am Wochenende mit uns immer wo hinfahrt. Ich will auch bei meinen Freunden sein. Sonst finde ich das ungerecht.“
Die Äußerung von Kai, die ich nochmals wiederholt hatte, ermunterte nun Sven, auch etwas zu sagen.
Sven: „Ich hab auch noch ´nen Wunsch.“
BK: „Ja, was denn?“
Sven: „Ich möchte, dass mein Computer mit umzieht, wenn ich die Woche bei Mama bin.“

Als Frau Walter dies hörte, hob sie die Augenbrauen und schüttelte den Kopf. Daraufhin fragte ich sie, was sie dazu sagen wolle. Es schoss aus ihr heraus: „Du weißt ganz genau, dass ich das viele vor dem Computersitzen eh nicht gut finde. Und der Aufwand! Jede Woche dieses Riesending hin und her schleppen. Das kommt gar nicht in Frage. Du kannst, wenn du bei mir bist und etwas am Computer machen möchtest, auch meinen Computer benutzen. Der ist zwar nicht das neueste Modell, aber völlig ausreichend."
Jetzt erwiderte Sven ebenso leidenschaftlich: „Also das finde ich jetzt ungerecht. Nur weil ihr euch trennt… Ich habe zwei Jahre für meinen Computer gespart, die Teile selbst bezahlt und mit Papa zusammen gebaut. Und jetzt finde ich das ungerecht, dass der Computer nun – wenn ich ihn nur jede zweite Woche nutzen kann – doppelt so schnell veraltet wie sonst. Nur weil ihr euch trennt! Das ist unfair!"
An dieser Stelle entspann sich eine kurze Diskussion zwischen Mutter und Sohn. Ich moderierte fast eine Mini-Mediation zwischen beiden. Am Ende sagte Frau Walter, dass sie ihren Sohn verstanden hätte und nochmals darüber nachdenken wolle.
Nun mischte sich Herr Walter ein: „Ich hätte auch noch eine Frage an euch. Wie findet ihr es, wenn wir immer mal was mit Mama zusammen unternehmen, also Essen oder ins Kino gehen. Wäre doch schön, was mit Mama zusammen zu machen."
Herr Walter hatte die Trennung nicht gewollt. Seine Frau war ausgezogen. In der Mediation hatte er gesagt, dass er es akzeptiere und sich damit abfinden müsse. Als er nun vor den Kindern diese Frage stellte, wirkte dies wie ein heimlicher Versuch, seine Frau wieder in einen engeren Kontakt zu ihm zu bringen. Ich vermutete, dass Frau Walter (wie auch schon bei ähnlichen Situationen vorher) genervt reagieren, wenn nicht sogar explodieren würde. Nonverbal deutete sich dies schon an. Bevor jemand etwas sagen konnte, ergriff Kai das Wort.
Kai: „Weißt du Papa, das kann man so nicht sagen. Ich finde Mama sollte nur mitkommen, wenn sie wirklich Lust hat. Sonst macht das doch gar keinen Spaß." (Und an Frau Walter gewandt) „Als du das letzte Mal

mit mir in den … -Film gegangen bist, war das auch nicht schön. Du magst doch solche Filme nicht. Wenn du dann so gelangweilt oder genervt neben mir sitzt, dann macht mir das auch keinen Spaß. Der ganze Film war dann blöd, obwohl ich mich so darauf gefreut hatte. Dann ist es doch besser, du kommst erst gar nicht mit, und ich gehe mit Sven oder einem Freund."

Frau Walter lächelt ihren Sohn erstaunt und erleichtert an und verspricht ihm, in Zukunft genau zu prüfen, wann sie wie und wohin mit ihm geht. Und auch ich bin beeindruckt angesichts der wahrlich salomonischen Antwort dieses 11-jährigen Jungen und seines vermittelnden Talents. Wie so oft ist auch hier die Klarheit und Weisheit der Kinder beeindruckend. Sie demonstrieren in solchen Momenten eine Einsicht, wie man sie sich manchmal von Erwachsenen wünschen oder auch erwarten würde. Deshalb sind die Trennungs- und Scheidungs-Mediationen mit Kindern so wichtig und so überzeugend.

Nachtrag: In der nächsten Sitzung, in der wir die Sitzung mit den Kindern auswerteten, bedankten sich Herr und Frau Walter für das gute Gespräch und berichteten, wie die Computerfrage gelöst worden war. Hier gab es eine spannende und kreative Lösung. Die Eltern und Sven hatten miteinander Folgendes vereinbart: Sven würde in der Woche, in der er bei seiner Mutter wohnt, nach der Schule immer erst in die Wohnung des Vaters gehen. Dort kann er dann für zwei Stunden am Computer das erledigen, was er will. Danach geht er zur Mutter. So muss der Computer nicht umgezogen werden, die Zeit am Computer wird begrenzt und der Computer „altert" trotzdem nicht doppelt so schnell. Eine Lösung, die alle Interessen berücksichtigte und gleichzeitig das Modell der Eltern unter Berücksichtigung der Wünsche der Kinder modifizierte.

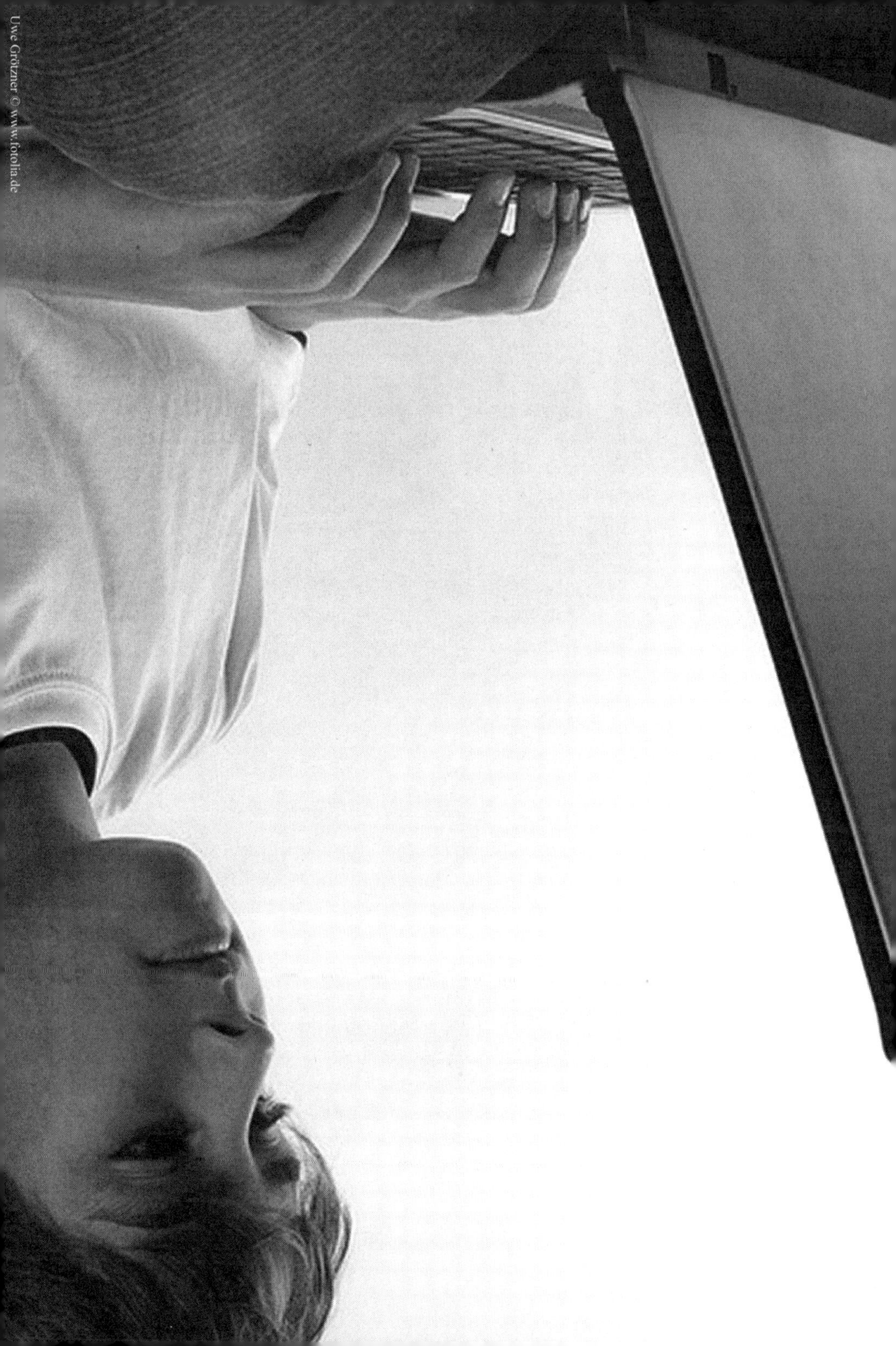

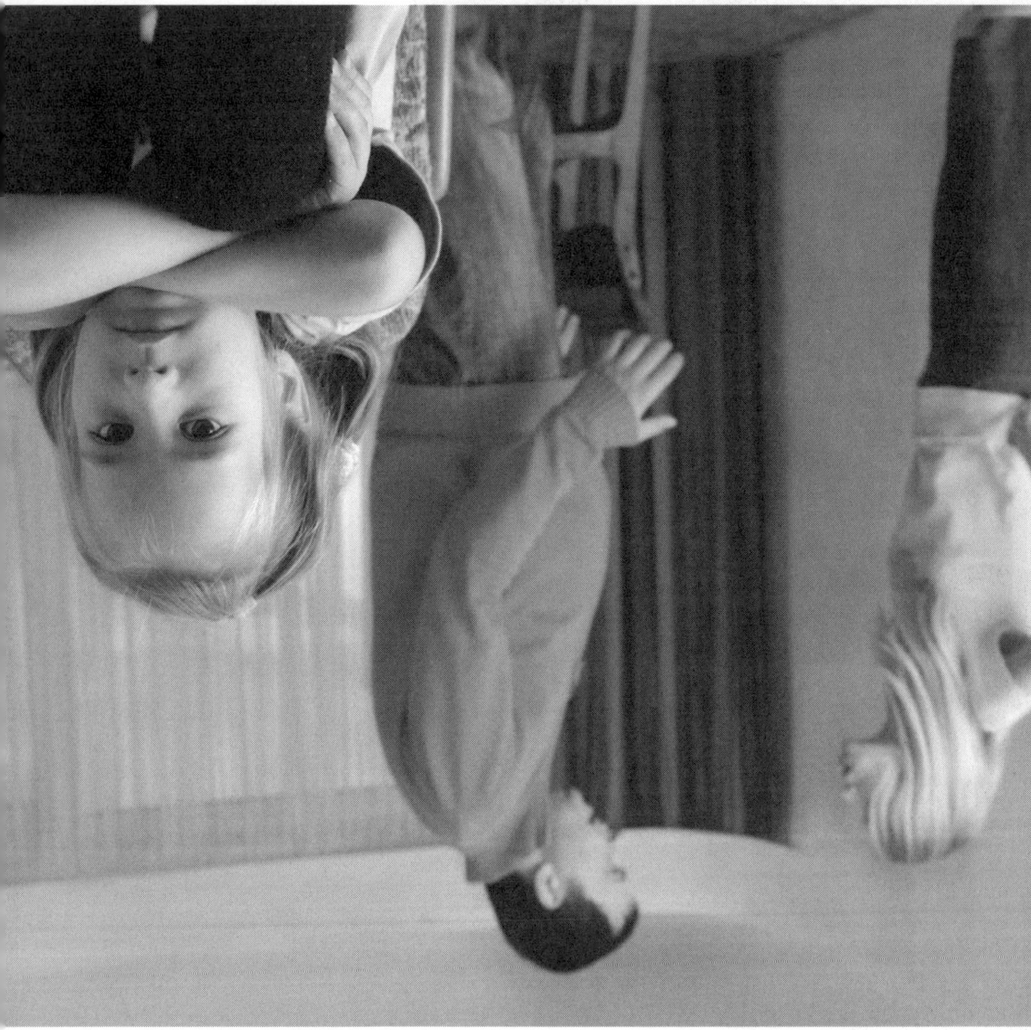

Fürchte nicht das Chaos,
denn im Chaos wird
das Neue geboren.
(C.G. Jung)

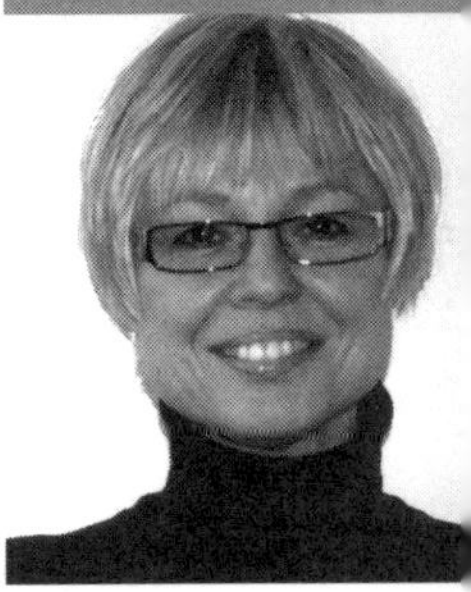

Der Blick auf die Kinder

Im Trennungsprozess der Eltern

Katrin Normann

Der Anmeldegrund der Mutter ist, dass sich ihr Mann von ihr trennen möchte. Sie braucht dringend Unterstützung für sich und ist auch unsicher, wie sie mit den Kindern umgehen soll. Sie – die Eltern – haben vom Verfahren der Mediation gehört und möchten diese an unserer Beratungsstelle in Anspruch nehmen.

Der Beginn

Mathilde Weber (43) ist von dem Trennungswunsch ihres Mannes überrascht. Sie beschreibt ihre Ehe auch aus ihrer Sicht nicht als glücklich, sagt aber in der Eingangssitzung, sie hätte sich immer gewünscht, an der Ehe zu „arbeiten" und diese aufrecht zu halten. Es wird bereits in dieser ersten Sitzung deutlich, wie sehr sie unter der Trennung leidet. Richard Weber (47) beschreibt für sich ein totales „Beziehungs-Burn-Out." Für ihn gibt es keinen Weg zurück. Seine innere Trennung habe schon vor Jahren begonnen. Inzwischen hat er eine neue Beziehung zu einer Kollegin, mit der er sich eine Zukunft vorstellen kann. Sie hat ebenfalls ein Kind und lebt in einer anderen Stadt.
Die gemeinsamen Kinder von Mathilde und Richard sind Paul (16) und Lea (11).

Der Kontrakt

Wir haben uns entschieden, zunächst Einzelgespräche zu führen. Für Mathilde ist es wichtig, an dem Schmerz, der Trauer, aber inzwischen auch an der sehr heftigen Wut auf den Ehemann zu arbeiten. Für Richard steht zunächst die Bearbeitung seiner Schuldgefühle im Vordergrund.

Beide Partner wollen diese Gespräche bewusst getrennt führen. Gemeinsam wollen sie in Mediationssitzungen an den Umgangsregelungen für die Kinder arbeiten.

Vorsicht: Aufgrund der sehr unterschiedlichen emotionalen Situation der Eltern ist es sinnvoll, gemeinsam mit ihnen zu entscheiden, ob zum gegenwärtigen Zeitpunkt Mediation das geeignete Verfahren ist oder ob zunächst nur Einzelgespräche vereinbart werden, damit jeder aus seiner Situation auf die Mediation vorbereitet werden kann. Die Erfahrung hat gezeigt, dass eine nicht symmetrische emotionale Ausgangssituation der Medianten im späteren Verlauf der Mediation häufig zu Schwierigkeiten führt. Die Mutter kann zum gegenwärtigen Zeitpunkt, wie häufig bei Betroffenen in dieser Situation, noch nicht absehen, was auf sie zukommt. Der Vater macht, aufgrund seiner Schuldgefühle, in der Mediation möglicherweise Versprechungen, zu denen er zu einem späteren Zeitpunkt nicht mehr stehen kann.

Themensammlung

Beide wollen die Mediation allein im Hinblick auf die Kinder durchführen. Bei der Sammlung der Themen wird deutlich, dass sie die Belange der Kinder in der Mediation in vollem Umfang besprechen wollen, aber miteinander einig sind, alle finanziellen Aspekte lieber mit Anwälten regeln zu wollen.

Vorsicht: Hier besteht eine Gefährdung für den Mediationsverlauf. Wenn die Klienten die Folgesachen über die Anwälte regeln wollen, könnte dies bedeuten, dass eigentlich alles strittig wird. Dies ist zum Glück aber nicht zwingend, da es diverse außergerichtliche Vorgehensweisen gibt.

Der Focus in der Mediation besteht, wie wir alle wissen, darin, einvernehmliche Lösungen zu finden. Die Herausforderung für die Eltern besteht darin, dass sie in ihrer persönlichen Haltung sehr gefordert werden. Sollten die Folgesachenthemen streitig sein, heißt es für die Eltern dann vielleicht doch: „Zwei Seelen wohnen ach! In meiner Brust.“ Dies ist bekanntlich schwer, zu vereinbaren.

Verlauf der Sitzungen

Zwischen den Einzelgesprächen finden nun immer wieder gemeinsame Mediationsgespräche statt, um Regelungen für die augenblickliche Situation der Kinder zu finden.
Noch „wissen die Kinder nichts" von der Trennung, sagen die Eltern. Sie glauben, wie viele Paare in Trennung, die Kinder bekämen nichts von den Auseinandersetzungen und der frostigen Stimmung mit. Dies stimmt so sehr selten, fast nie.
Vorsicht: Wenn Kinder noch nichts wissen, ist häufig die Ambivalenz der Eltern hinsichtlich der Trennung noch wirksam. Verständlicherweise ist der Schritt, den Kindern die Trennung mitzuteilen, der schwerste und wird oft auch erst dann vollzogen, wenn die Eltern meinen, sich ganz sicher zu sein.
In der Trennungs- und Scheidungsberatung gilt es, an dieser Stelle aufmerksam zu sein. Gerade, wenn ein Elternteil sehr belastet ist von der Trennung, kann die Mitteilung an die Kinder über die Trennung zu einer emotional sehr aufgeladenen Situation führen. Unter Umständen werden die Kinder mit der ganzen Verletzung, dem Schmerz und der Wut eines Elternteils konfrontiert. Möglicherweise erfahren sie so nur eine Sichtweise und können somit gleich zu Beginn der Trennung ihrer Eltern zwischen die Fronten geraten.

Die Eltern informieren die Kinder von ihrer Trennung. Dies geschieht in einem gemeinsamen Gespräch aller Vier. Sie klären die Kinder über die nächsten geplanten Schritte auf. Danach setzen sie die gemeinsamen Mediationsgespräche fort.
Mathilde und Richard erzählen von Paul (16) dass dieser schon lange die Spannungen mitbekommen zu haben meinte und im Grunde froh sei, dass die Eltern nun auseinander gehen. Er hat die meiste Zeit mit seinen Freunden verbracht, um den „Stress“ daheim nicht mitbekommen zu müssen. Paul zeigt damit eine ganz angemessene Reaktion. Jugendliche in diesem Alter ziehen sich eher zurück und suchen Unterstützung in ihrem Umfeld, ohne zwangsläufig über die Trennung mit den Freunden zu sprechen.

Lea (11) so berichten die Eltern, habe sehr geweint. Sie möchte unbedingt, dass die Eltern zusammen bleiben und will keine Trennung durchleben müssen. Auch für Leas Alter ist dies typisch. Kinder in diesem Alter haben oft Loyalitätsprobleme und befürchten, sich für oder gegen einen Elternteil entscheiden zu müssen. Sie leben nach der Devise: „Alles soll so bleiben, wie es ist". Oft reden diese Kinder aus Scham auch noch nicht mit Freunden über die Trennung ihrer Eltern, es sei denn, Freunde erleben gerade eine ähnliche Situation.
Für Paul und Lea gestaltet sich die Situation besonders dadurch schwierig, dass der Vater erst drei Monate nach der elterlichen Verkündung der Trennung wirklich ausziehen und die räumliche Trennung vollziehen kann, da er seine neue Wohnung vorher nicht frei wird.
Für alle Beteiligten war dies eine ausgesprochen schwierige Situation. Mathilde, die Mutter, leidet deutlich unter der Trennung. Bei ihr zeichnen sich alle Phasen der Trauer ab, wie wir sie nach dem Modell von Kübler-Ross kennen. Mathilde kann sich kaum auf die Realität der Trennung einlassen. Sie verharrt immer wieder in Phasen der Hoffnung, ihr Mann würde wieder in die Beziehung zurückkehren. Dann wieder erlebt sie Zeiten von Verzweiflung und Hoffnungslosigkeit. Und es kommt bei ihr noch hinzu, dass sie von starken Existenzängsten gequält wird, obwohl die Familie in ausgesprochen guten wirtschaftlichen Verhältnissen lebt.
Für Richard sind die nächsten Wochen von ganz anderen Themen bestimmt. Er leidet sehr unter der Tatsache, in Zukunft nicht mehr mit den Kindern leben zu können. Er sieht sich als wichtigen Teil in der Erziehung der Kinder und glaubt, fürchtet, sie in Zukunft nicht mehr ausreichend im Alltag erleben zu können Außerdem empfindet er die Trennung als Scheitern seines Lebenstraums und stellt sich als Person sehr in Frage.
Hinzu kommt als altes und immer noch gültiges Problem, dass er den Erziehungsstil seiner Frau nur schwer akzeptieren kann. Sein Erziehungsstil und der von Mathilde unterscheiden sich in vielerlei Hinsicht. Er ist eher für einen erlaubenden Erziehungsstil, der den Kindern auch

viel Freiheit geben soll, sie hingegen hat bereits zu Ehezeiten eher auf einer autoritären Erziehung bestanden.
Vorsicht: Sind die Erziehungsfragen schon in der Ehezeit strittig, liegt die Vermutung nahe, dass diese Themen in der Mediation ebenfalls zu Schwierigkeiten führen werden. Meine Erfahrung hat gezeigt, dass häufig die Muster des streitigen Systems sich in der Mediation fortsetzen, meist in noch stärkerer Form.

Ich spreche die Eltern darauf an, dass im Rahmen der Mediation die Möglichkeit besteht, die Kinder kennenzulernen, um mit ihnen an ihren Wünschen und Bedürfnissen gegenüber den Eltern zu arbeiten. Die Eltern nehmen dieses Angebot gerne an, auch um an den diversen unterschiedlichen Sichtweisen zu Umgangs- und Erziehungsfragen zu arbeiten.
Vorsicht: Wir beziehen in der Beratungsstelle die Kinder immer dann in die Mediation ein, wenn die Sichtweisen der Eltern sehr auseinander gehen. Selbstverständlich haben die Eltern die volle Elternautonomie und nur sie entscheiden, ob der Einbezug der Kinder gewünscht ist oder nicht. Und natürlich entscheiden auch an dieser Stelle die Kinder mit, ob sie von einem Fremden zu ihrer Situation befragt werden möchten. Wichtig ist, dass die Kinder erst dann eingeladen werden, wenn die Mediatorin oder der Mediator einschätzen kann, dass die Wünsche und Bedürfnisse der Kinder von den Eltern anschließend auch berücksichtigt werden. Es sollte ein Wissen darüber bestehen, welche Ressourcen die Eltern haben, auf die Anliegen ihrer Kinder zu reagieren. Die Kinder sollten informiert sein, was in dem Gespräch auf sie zukommt, wie eine Kindersitzung vonstatten geht und was mit den Inhalten des Gespräches geschieht.
In der Regel dauern Gespräche mit Kindern und Jugendlichen etwa 45 Minuten. Geschwisterkinder lade ich getrennt voneinander ein. Die Kinder werden zu Beginn des Gesprächs gefragt, ob sie wissen, warum sie in der Beratungsstelle sind, und was sie hier erwartet. Oft wissen sie dies nicht, obwohl die Eltern vorher mit ihnen gesprochen haben.

Sie werden ferner darüber informiert, dass sie auch über Themen sprechen können, die nicht zwangsläufig an die Eltern weitergeleitet werden.

Nach einigen einführenden Worten über Sinn und Zweck ihres Besuches bei mir, versuche ich einen Kontakt zum Kind herzustellen, indem ich es zu seiner Situation im Zusammenhang mit Freunden, Freizeit, Geschwistern und auch Schule befrage. So erfahre ich ein wenig mehr auch über sein Befinden und kann mir ein Bild davon machen, wie die allgemeine Lebenssituation ist. Bei Jugendlichen in Pauls Alter spielen die sozialen Rahmenbedingungen eine viel größere Rolle als die häusliche Situation. Wenn das Kind einen stabilen Freundeskreis hat, Hobbys, die es stärken, und einen konfliktfreien Kontakt zu beiden Elternteilen haben kann, wird es die Wirren der Trennung seiner Eltern vermutlich gut überstehen.
Für Lea ist die Situation insofern schwieriger, als sie aufgrund ihrer Entwicklungsstufe, sie ist 11 Jahre alt, eher in Loyalitätskonflikte gerät. Sie braucht jetzt Mutter und Vater, die ein offenes Ohr für sie haben und die sie nicht in ihren Eltern-Konflikt einbeziehen. Die Erfahrung zeigt, gerade Kinder in diesem Alter brauchen dann, wenn ihre Eltern wenig auf ihre Bedürfnisse achten können, neutrale Dritte, mit denen sie sich über ihre innere Zerrissenheit austauschen können.
In den Sitzungen mit den Kindern oder Jugendlichen spreche ich nach den eher allgemeinen Fragen dann über die Trennungssituation. Gerade bei jüngeren Kindern ist es immer wieder erschreckend zu hören, wie wenig sie mit ihren Eltern reden können. Sie fühlen sich häufig verantwortlich dafür, ihre Eltern zu trösten, zu entlasten, sie vor ihren Problemen zu schützen.
In dem Gespräch mit Lea wird schnell deutlich, dass sie unabhängig von der elterlichen Trennung in einer ansonsten stabilen Lebenssituation lebt. Sie hat Freundinnen, mit denen sie über alles reden kann, sie ist zufrieden mit ihren schulischen Leistungen. Auf meine Frage, was sie macht, wenn es ihr einmal nicht so gut geht, berichtet sie, dass sie

sich dann entweder ganz zurückzieht und Musik hört, oder mit einer Freundin redet. Mit ihren Eltern redet sie nicht über die Trennung, sie will sie lieber schonen.

Bei Lea zeigt sich schnell, dass sie an beide Elternteile sehr unterschiedliche Wünsche hat. Bezogen auf den Papa formuliert sie: Ich will mit ihm in die Ferien fahren, aber ich will seine neue Freundin nicht kennenlernen. Ich will ihn alleine treffen. Papa soll mit mir schwimmen gehen und er soll mir in Mathe helfen.
Bezogen auf die Mutter wünscht sie sich: Ich möchte, dass die Mama nicht mehr so viel weint, Mama soll wieder mehr essen. Ich wünsche mir, dass die Mama nicht so viel über Papa schimpft.
Lea möchte am liebsten gleich viel Zeit mit beiden Eltern verbringen, sie weiß aber, dass dies nicht geht, weil der Papa inzwischen in einer anderen Stadt arbeitet. Auf jeden Fall möchte sie ihren Vater am Wochenende so häufig wie möglich sehen.
Am Ende der Sitzung werte ich mit Lea aus, was an die Eltern weitergegeben werden soll und was nicht. Sie ist einverstanden, dass ich den Eltern alles sagen darf. Ich stelle den Kindern frei, ob sie gern bei den Auswertungssitzungen dabei sein möchte; das verneint Lea.
Darüber hinaus informiere ich Lea, dass sie zu einer weiteren Stunde kommen könne, wenn sie das wünscht. Lea will gerne noch einmal kommen. Dies macht in Leas Situation auch Sinn, denn warum sollte sie mir erzählen, was sich ändern soll, wenn wir hinterher nicht darüber sprechen, ob sich auch tatsächlich etwas geändert hat.
Paul zeigt sich in dem Gespräch zwar offen und berichtet von diversen familiären, schwierigen Situationen, hat aber keine Wünsche, die er über mich an die Eltern transportieren lassen will. Er meint, er würde seinen Eltern schon direkt sagen, was er will, und die Eltern würden das (außer in schulischen Fragen) auch akzeptieren. Paul macht auf mich einen stabilen und für sein Alter selbstbewussten Eindruck. Für ihn sind Fragen, die sich im Rahmen seiner Pubertät stellen, wichtiger als die Trennung der Eltern, die er aufgrund der häuslichen Situation der ver-

gangenen Monate eher als entlastend erlebt. Er erzählt, dass er sich am wohlsten mit und bei seinen Freunden fühlt. Er fährt mit seinen Freunden viel Mountainbike und spielt in einer Band Schlagzeug.
Paul möchte selber entscheiden, ob und wann er in Zukunft zu seinem Vater geht und wann er bei der Mutter ist. An einem Auswertungsgespräch mit den Eltern will er nicht teilnehmen.
Wie kommen nun die Wünsche an die Eltern? Grundsätzlich vereinbare ich bereits im Vorfeld mit den Eltern, dass ich nach der Sitzung mit ihrem Sohn oder ihrer Tochter einen Auswertungstermin für das Kindergespräch mit ihnen vorsehe.
Bei dieser Familie entscheide ich mich, die Wünsche der Kinder an die Eltern in getrennten Sitzungen zu vermitteln. Die Elternbeziehung von Mathilde und Richard ist noch nicht stabil, sondern sehr geprägt von den nachehelichen Auseinandersetzungen. Verständlicherweise sollen die Kinderwünsche keine neue Munition zwischen den Eltern sein. In solchen Situationen macht es Sinn, die Eltern einzeln einzuladen und jedem Elternteil die Liste von Wünschen ihrer Kinder zu zeigen, die sie oder ihn betreffen.

Auswertungsgespräch mit den Eltern und Ergebnisse für die Mediation

Mathilde und Richard sind gern bereit, die Wünsche ihrer Kinder zu hören, und wollen diese auch in den Umgangsregelungen berücksichtigen. Als Problem zeigt sich allerdings, wie sie jeweils den Partner dafür verantwortlich machen, dass es so schwierig ist, im Einzelfall die Wünsche wirklich zu berücksichtigen. Wir verbringen einige Sitzungen damit, die Wünsche der Kinder von den Bedürfnissen der Eltern zu trennen. Die Lösungen werden immer für die Zwischenzeiten vereinbart, in denen keine Mediationssitzungen stattfinden werden. Die Eltern arbeiten sich quasi wochenweise voran. In diesem Zusammenhang geht es deshalb auch immer wieder darum, zu trennen: Welches sind Themen, die in den ehemaligen Paarkontext gehören, und welches sind Elternaufgaben?

Zwischenzeitlich ist Lea noch viermal zu mir in die Beratung gekommen. Sie wird sowohl von der Mutter als auch vom Vater angemeldet. Sie hat mehrere Übergangssituationen bewältigt: So lernte sie dann doch die neue Freundin kennen, die sie im Grunde sympathisch findet. Sie kam zwischenzeitlich auf das Gymnasium und muss sich dort noch zurecht finden. Die Mutter ging in letzter Zeit öfter mit einem Freund der Familie aus, den Lea nicht besonders mag, aber zumindest dessen Tochter nett findet. In der letzten Sitzung berichtete sie, dass ihr Papa nun mit der neuen Freundin zusammenzieht und sie in dem Haus auch ein Zimmer haben wird. Leider stritten ihre Eltern immer noch über Fragen rund ums Geld. Das, findet sie, sei sehr anstrengend. Insgesamt aber hat sie sich an die Situation gewöhnt.
Die Eltern haben inzwischen eine Umgangsregelung für die Kinder gefunden. Für Lea wurde diese regelmäßig 14-tägig für das Wochenende verabredet. Und wenn der Vater auch mittwochs in der Stadt ist, fährt Lea an diesem Tag zusätzlich nach der Schule zum Vater.
Paul darf selber entscheiden, wann er bei welchem Elternteil ist. Für ihn ist der regelmäßige Alltag bei seiner Mutter von Vorteil, er genießt aber auch die Freiheiten, die er bei seinem Vater hat.

Einschätzung

Der gesamte Mediationsverlauf war für mich eine Gratwanderung. Auf der einen Seite waren die Eltern in sehr unterschiedlichen emotionalen Situationen. Er eher in einer Lebensphase des Aufbruchs und Neubeginns und Sie am Ende einer Lebensphase, die sie sich nicht gewünscht hat. Hinzu kam, dass die Eltern die wirtschaftlichen Fragen nicht in der Mediation klären wollten. Einig waren sie sich allerdings, dass sie für die Kinder weiterhin gute Eltern sein wollten und ihnen Entlastung in der Trennungsphase geben wollten. Dieser Wunsch der Eltern war für mich das Motiv, mit ihnen einen Mediationskontrakt zu schließen, obwohl die Voraussetzungen für eine gelingende Mediation gering waren. Stabil war in der ganzen Beratungs- und Mediationsphase die Beziehung zwischen mir und den Eltern.

Trotz den Einzelsitzungen mit jeweils einem Elternteil und auch beiden Kindern, bin ich in dieser Familie nicht aus der Neutralität gegangen. Dies haben die Eltern gespürt. Hilfreich war auch das mir entgegen gebrachte Vertrauen der Eltern hinsichtlich der Kinder. So hatten wir den gesamten Mediationsverlauf hinweg eine tragfähige Arbeitsbeziehung, die, zumindest bezogen auf den Entwicklungsprozess der Eltern und der Kinder, zur Befriedung beigetragen hat.

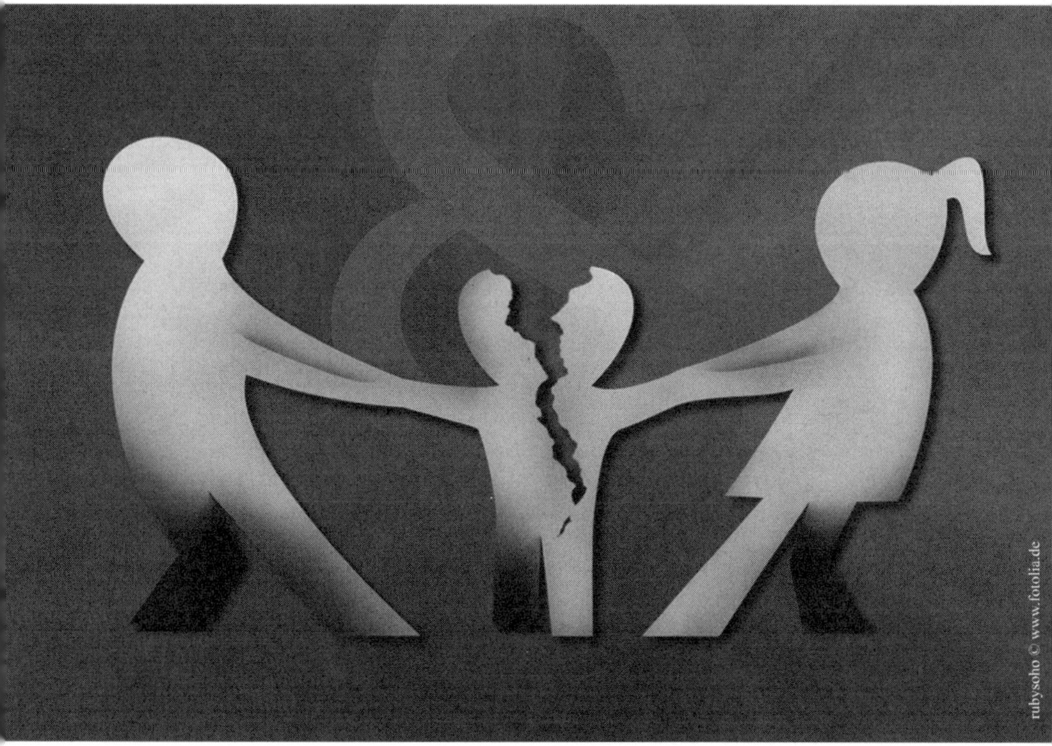
rubysoho © www.fotolia.de

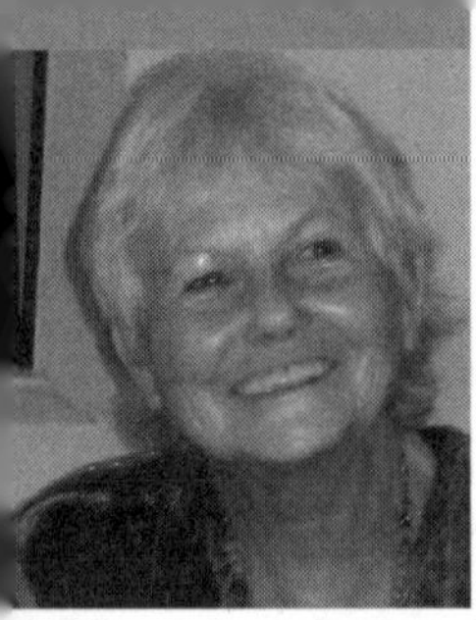

Anwälte als Türöffner für Mediation

Auch vor Gericht!

Dr. Gisela Mähler

Seit dem Inkrafttreten des FamFG ist im Zusammenhang mit § 135 und § 156 viel über die Motivation der Richter zu Verweisungen in die Mediation gesprochen worden. Es gibt gerichtlich veranlasste Informations- und Kooperationsangebote für anhängige Verfahren. Die MediatorInnen wünschen sich mehr Überweisungen. Die Richter zögern, Fälle außer Haus zu geben, ohne genau zu wissen, wohin und zu wem. Ich möchte hier kurz auf Vorgänge hinweisen, die mich in letzter Zeit beeindruckt und beschäftigt haben.
Jeder weiß, dass Anwälte auftragsgemäß zu Gericht gehen müssen, wenn sich ein konsensualer Rahmen nicht herstellen lässt. Ich habe nun mehrfach erfahren, dass Anwaltskolleginnen und -kollegen, die auch Mediatoren sind, von sich aus buchstäblich in letzter Minute vor Gericht die Reißleine ziehen und für eine Abgabe in ein Mediationsverfahren erfolgreich eintreten.
Was bewegt sie dazu:
Insbesondere bei Familiensachen mit einer Beteiligung von kleinen (oder auch großen) Kindern findet sozusagen bis zum Schluss eine Zielkontrolle statt.
Inwieweit wollen die Streitparteien wirklich das erreichen, was Klage oder Antrag an das Gericht erreichen können? Wie dolmetschen die MediatorenkollegInnen in ihrer Rolle als AnwältInnen, was erreichbar und was nicht judiziabel ist?
Ich habe erlebt, dass sich die KollegInnen mit hohem persönlichen Einsatz vor Gericht für eine Unterbrechung des Verfahrens zugunsten eines Mediationsversuches eingesetzt haben und Richtern und Parteien den Sinn der Mediation nahebringen konnten.
Vielfach haben die Verfahrensbeteiligten die Zielüberprüfung als erlösend empfunden.

Zwei Beispiele:

Beispiel 1
Bei mehr als zehnjährigem Getrenntleben ging der Kontakt der Eheleute und Eltern mehrerer Kinder so weit verloren, dass eine Zukunftsperspektive in Gesprächen nicht erreichbar zu sein schien. Im Rahmen des Scheidungsverfahrens wurden einzelne Folgesachen, u.a. Zugewinn, isoliert jahrelang ausgestritten. Das führte zu noch mehr Kontaktunterbrechung zwischen den Eltern und auf der Seite des Vaters auch zu den heranwachsenden Kindern.
Im letzten Gerichtstermin wurde deutlich, dass beide Seiten vor allem darunter litten, dass die Beziehungen zwischen den Eltern und zu den Kindern immer mehr verloren gingen.

Über die finanziellen Fragen würde man sich voraussichtlich einigen, wenn man nur noch miteinander reden könnte!
Durch den Einsatz einer als Mediatorin ausgebildeten Anwältin erkannten die Beteiligten ihr eigentliches Anliegen. Ihr „Interesse“ unter den Positionen war: Familienfrieden und ein Auskommen für alle.
Eine Bearbeitung in der Mediation machte neben der Beschäftigung mit den wirtschaftlichen Fragen ein wirkliches Zueinanderfinden der ganzen Familie einschließlich des Kontaktes zu jüngeren Stiefgeschwistern möglich. Diese Früchte sind der Kollegin zu verdanken, die buchstäblich im letzten Moment die Mediation erfolgreich ins Spiel gebracht hat!

Beispiel 2
In einem anderen Fall drohte in einem Streit um das Aufenthaltsbestimmungsrecht für drei kleine Kinder eine Familie durch den angestrebten großen räumlichen Abstand auseinanderzubrechen.
Eigentlich ging es um die Autonomie der Eltern auf beiden Seiten, die durch räumlichen Abstand hergestellt werden sollte.
In der zwischengeschalteten Mediation konnte dies vertieft werden. Die Autonomiebedürfnisse konnten an Interessen und Bedürfnissen zur Be-

arbeitung von Nähe und Distanz der Partner und Eltern genauer angeschaut und von den Beteiligten beantwortet werden. Die innere Distanz, die Autonomie, konnte an die Stelle der Position der äußeren Distanzierung treten, zum Wohle der Kinder, denen beide Eltern nahe bleiben. Auch hier ist diese Möglichkeit der Anwaltskollegin und Mediatorin zu verdanken, die den Schritt von der „Position zum Interesse“ erkennen und die „Verweisung“ in die Mediation vorschlagen konnte.

Ich erzähle dies, weil ich glaube, dass von jeder Rolle aus immer wieder überprüft werden kann, ob Mediation vielleicht den Zielen der Betroffenen näher kommt als das gerade laufende Gerichtsverfahren. Ein Dank an die KollegInnen, die dies mutig und nachhaltig versuchen und die Richter bewegen, Mediation zwischenzuschalten.

Es kommt also nicht immer nur darauf an, ob andere von sich aus schon verstehen, um was es geht. Einsatz und Aufklärung auch und gerade von RechtsanwältInnen verhelfen zu mehr Mediationsmöglichkeiten.

Anwälte haben auch hier eine mögliche Schlüsselrolle als Türöffner!

Rechtsanwälte Dres. Mähler u. Kollegen
Dr. Gisela Mähler
Rechtsanwältin und Mediatorin
Südliche Auffahrsallee 29
80639 München
Tel.: 089 / 1782069
Fax: 089 / 176321
E-Mail: rechtsanwaelte@dres-maehler.de

Gemeinsam mit Dr. Hans-Georg Mähler Gründerin des
Ausbildungsinstituts Eidos Projekt Mediation 1992
(www.eidos-projekt-mediation.de).
Seither Lehre und seit 1989 Praxis in Mediation

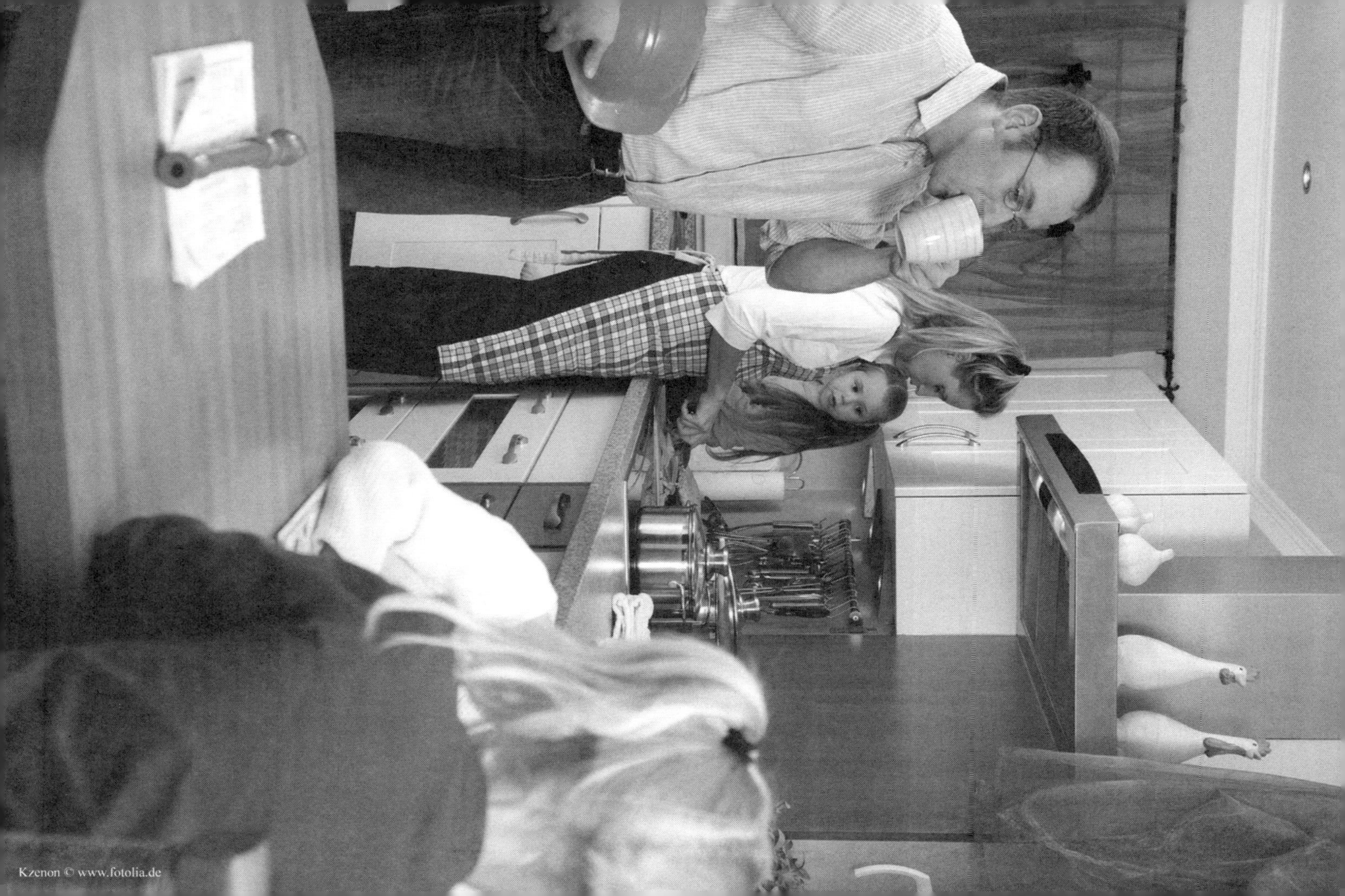

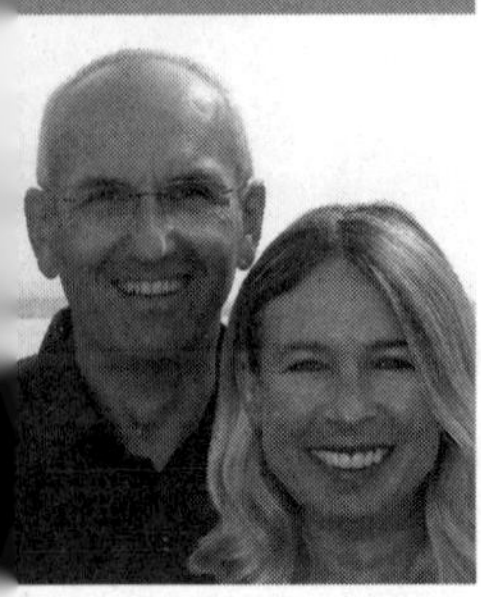

Das war knapp!

Anette und Harald finden auf dem Weg der Trennung ihre glückliche Partnerschaft

Birgitt Sinnwell und Adolf Stoll

„Die Firma ist dein Ein und Alles! Du bist kaum noch zuhause, die Kinder und ich sehen Dich gar nicht mehr und wenn Du dann mal Zeit hast, dann nur für den Verein und den Ortschaftsrat."

„Es war klar abgesprochen, dass ich Vaters Firma weiterführe und Du Dich um die Kinder kümmerst. Jetzt habe ich alles am Hals. Du weißt, wie wichtig meine Ehrenämter für die Firma sind. Von Dir höre ich nur Vorwürfe, wenn ich nach Hause komme, anstatt dass Du mich unterstützt."

Das und einiges mehr brach aus Anette und Harald Munz heraus, als sie ihre aktuelle Ehesituation schilderten. Anette Munz (45) ist Sozialarbeiterin und bei einer kirchlichen Einrichtung teilzeitbeschäftigt. Harald Munz (48), Bauingenieur, ist in dritter Generation selbständiger Bauunternehmer. Die beiden haben vor 24 Jahren geheiratet. Die gemeinsamen Söhne Nikolas (16) und Felix (18) gehen beide aufs örtliche Gymnasium. Die Familie lebt im vor fünf Jahren gebauten Einfamilienhaus im Süden Stuttgarts.

Frau Munz erzählte, sie sei jetzt am Ende und habe keine Kraft mehr. Die Paarberatung im Frühjahr habe nichts gebracht und sie sehe keinen anderen Ausweg als die Trennung. Wegen der aufwändigen Verflechtung von Privatem und Geschäftlichem erschien ihr die Mediation als geeignete Möglichkeit, um den rechtlich-sachlichen Status zu klären und eine gute Lösung für die ganze Familie zu finden.

Herr Munz erklärte sich nur widerwillig dazu bereit, weil er fand, dass ihre Ehe im Großen und Ganzen o.k. sei, Schwierigkeiten habe jeder, da müsse man halt durch.

Birgitt Sinnwell: „Für mich persönlich ist eine gute Partnerschaft ein hohes Gut. Auch in meiner Arbeit sehe ich deshalb Trennung nur als allerletzte Möglichkeit. Daher kläre ich mit den Paaren ab, was wirklich zu der aktuellen Situation geführt hat, um herauszufinden, was jetzt ansteht."

Im Folgenden schildere ich Auszüge aus der Mediation

Auf meine Frage, wo beide momentan den größten Engpass sehen, erhielt ich folgende Antworten:

Harald Munz: „Durch die Finanzkrise ist auf dem Bau ein starker Konkurrenzkampf ausgebrochen. Uns brechen viele langjährige Kunden weg, entweder durch Insolvenz oder weil Firmen aus dem Ausland billiger anbieten. Unsere Firma tut sich deshalb schwer, die Kapitalsituation ist angespannt. Ich weiß am Monatsende oft nicht, wo ich die Löhne für die Mitarbeiter hernehmen soll. Über meine Ehrenämter versuche ich, neue Kunden im Ort zu gewinnen, das kostet zusätzlich viel Energie. Ich bin mit meiner Kraft am Anschlag, deshalb bräuchte ich zuhause Ruhe und Unterstützung. Die ständigen Diskussionen und Vorwürfe machen mich noch mehr fertig. Ich bin der Meinung, dass ich für die Familie mein Bestes gebe. Du weißt genau, dass ich so ein großes Haus nicht gebraucht hätte – aber ich wollte ihr diesen Traum erfüllen."

Anette Munz: „Ich habe mir das alles ganz anders vorgestellt. Am Anfang hatten wir geplant, dass uns unsere Partnerschaft wichtiger ist als alles andere und wir nicht so enden wollten wie Deine Eltern, die immer nur in der Firma waren oder über die Firma redeten. Mittlerweile vergeht kein Essen mehr, ohne dass das Telefon läutet weil irgend jemand etwas will oder reklamiert. Auch Dein Vater mischt sich ständig ein, und ich habe nicht den Eindruck, dass das Deine, geschweige denn unsere Firma ist.

Wir wollten unsere Kinder gemeinsam großziehen und jetzt hängt die ganze Erziehung an mir. Nikolas ist in der Schule fast sitzengeblieben, und die Polizei hat ihn jetzt auch noch mit einem „frisierten Roller“ nach Hause gebracht. Gut, dass wenigstens Felix mir ab und zu hilft.“

Auf die Nachfrage, wo jeder die Ursachen dafür sieht, dass es ganz anders gelaufen ist, als sie es sich vorgestellt hatten, zeigte sich, dass das Paar irgendwann die Partnerschaft nicht mehr aktiv gestaltet hat. Es hat nur noch auf äußere Umstände reagiert.

Herrn Munz wurde klar, dass er viel zu sehr versuchte, die geschäftlichen Probleme mit sich selbst auszumachen und nur darüber redete, wenn es nicht mehr anders ging.
Er erkannte auch klar, dass er geschäftliche Weichenstellungen eher mit seinem Vater besprach als mit seiner Frau. Aus heutiger Sicht ist es für ihn nicht mehr nachvollziehbar, an welcher Stelle er den gemeinsamen Weg verlassen hat. Der große Druck, erfolgreich sein zu wollen/müssen und seiner Familie etwas bieten zu wollen, sei sicher eine Ursache dafür gewesen.

Frau Munz erkannte, dass sie selbstverständlich davon ausgegangen war, dass eine alteingesessene Firma finanziell für die Familie immer genug abwirft, und war letztlich froh, sich nicht auch noch damit beschäftigen zu müssen.
Genau das schien ihr jetzt die Ursache dafür zu sein, dass sie alles haben laufen lassen, ohne zu merken, dass sie sich in der Partnerschaft immer weiter voneinander entfernten. Die Folge war, dass auch sie ihre Unzufriedenheit und Probleme mit sich selbst ausmachte. Sie wollte ihren Mann damit nicht belästigen. Ihr fiel auch auf, dass sie ihre wirk-

lichen Probleme nur noch mit ihren Freundinnen besprochen hat. Damit habe sie das Auseinanderdriften noch verstärkt.
Ihre unbefriedigende berufliche Situation färbte immer mehr auf den Umgang mit Familie und Ehemann ab. Durch die Stellen- und Budget-Kürzungen im sozialen Bereich war eine zufriedenstellende Arbeit nach ihren Maßstäben fast nicht mehr möglich. Ihr wurde klar, dass sie diesen inneren Frust immer mehr auf ihren Mann und ihre Kinder abgeladen hatte.

Die Frage, was genau sie in ihrer Ehe anders machen würden, wenn sie nochmal auf die Startposition gehen könnten, löste zunächst Stille aus.

Frau Munz: „Ich glaube, dass ich Vieles anders machen würde. Ich weiß zwar noch nicht wie, aber unsere Partnerschaft wäre für mich viel mehr im Mittelpunkt. Und mein Beruf macht mich schon lange nicht mehr zufrieden, ich wollte mich doch früher immer selbstständig machen, das würde ich dann umsetzen." Stille.

Herr Munz: „Wir haben schon so viel miteinander durchgestanden, sind immer wieder aufgestanden. Ich kann mir nicht vorstellen, dass das jetzt das Ende sein soll. Es ist ja noch nicht zu spät, lass` uns gemeinsam all das verändern, was nicht mehr gut ist. Ich glaube an Dich und unterstütze Dich in Deiner Selbständigkeit."

Lange Stille

Beide waren sehr berührt über das, was in diesem Moment passierte.

Danach entwickelte sich zwischen den Beiden ein sehr kreativer und konstruktiver Austausch. Ihnen wurde klar, dass es jedem von ihnen schwer fiel, genau zu beschreiben, was ihnen persönlich, beruflich und partnerschaftlich wirklich wichtig war. Über die Konzentration auf äußere Ziele und die Erziehung der Kinder war ihnen beiden die eigene

Vision verloren gegangen. Frau Munz bemerkte als erste, dass sie ihre Wünsche, die sie als junge Frau hatte, ganz aus den Augen verloren hatte. Daher rührte zum Teil ihre Unzufriedenheit, welche letztlich mit ihrem Mann nur bedingt zu tun hatte.

Herrn Munz wurde klar, dass er sich mit der Übernahme der Firma eine große Last aufgebürdet hatte, deren Ausmaß ihm erst jetzt bewusst wurde. Er hatte immer versucht, es allen recht zu machen. Irgendwie war es immer schon selbstverständlich, dass er die Firma übernimmt.

Dadurch, dass jeder in dieser Sitzung dem anderen durch das ständige Nachfragen zuhören musste, und vor allem auch die Hintergründe anhören musste, die durch die „Übersetzung“ der Mediatorin nachvollziehbarer klangen, entstand eine Atmosphäre, in der sie immer genauer hinschauen und in eine direkte Kommunikation miteinander treten konnten.

Beiden wurde immer klarer, dass ihrer beider Unklarheit und Kommunikationsprobleme und Vorstellungen, wie es zu sein hat, zu der aktuellen Situation geführt hatte, und dass das, was zwischen ihnen beiden passierte oder nicht passierte, mit jedem einzelnen zu tun hatte.

Der Konsens aus dieser Mediation war, dass beide zu dem Ergebnis kamen, dass, bevor über eine Trennung überhaupt zu entscheiden ist, jeder für sich an seiner eigenen Persönlichkeit arbeitet und jeder für sich klärt, was er will oder nicht will und wie in Zukunft Partnerschaft und Elternschaft auszusehen hat.

Da ihnen bekannt war, dass ich und mein Mann, Adolf Stoll, auch Paar- und Persönlichkeitscoachings in Seminarform durchführen und wir die Teilnehmer ein Jahr begleiten, wollten sich Frau und Herr Munz überlegen, ob das für sie der richtige Weg ist.
Zwei Monate später saßen Anette und Harald Munz zusammen mit einem anderen Ehepaar am Bodensee in unseren Konzept-Tagen.

Die Konzept-Tage

In diesen acht Seminartagen war jeder von Beiden intensiv mit sich selbst und seiner Persönlichkeit beschäftigt. Es ging auch darum, herauszufinden, welche Prägungen und Glaubenssätze ausschlaggebend waren, welche eher stärkten oder welche sich eher bremsend auswirkten und welche nur unbewusst übernommen waren.

Für Anette Munz wurde deutlich, dass sie sehr stark durch die traditionelle Rollenteilung in ihrer Herkunftsfamilie geprägt war und sie sich deshalb in geschäftliche Belange ihres Mannes nicht einmischte und ihm die finanzielle Verantwortung überließ. Unbewusst erwartete sie auch, dass ein Mann das dann auch hinbekommt. Sie selbst war als Jugendliche sehr schüchtern, hatte sich wenig zugetraut. Erst durch die Beziehung mit Harald fühlte sie sich bestätigt, anerkannt und sicher. Erst durch ihn hatte sie die Welt kennengelernt, er hatte an sie geglaubt und sie ermutigt, zu studieren.

Sie erkannte, dass sie diese Persönlichkeitsstützung von ihm bis heute immer noch erwartete. Ihr wurde klar, dass sie meinte, durch seinen „Rückzug" würde Harald sie nicht mehr lieben. Ihr fehlte auch die starke Schulter zum Anlehnen und sie fühlte sich deshalb mit ihren eigenen Anforderungen, im Beruf, zuhause und mit den Söhnen, überfordert und alleingelassen. Sie realisierte, dass diese Rollenteilung überhaupt nicht ihren persönlichen Werten und Zielen entsprach und dass sie es selbst durch ihre Passivität soweit hatte kommen lassen.

Harald Munz wurde klar, dass auch er die alte Rollenteilung seiner Familie gelebt hatte. So, wie schon für seinen Vater selbstverständlich war, dass ihn die Bauherren nur in der Mittagspause erreichten, war für ihn selbstverständlich, ständig für seine Kunden erreichbar zu sein. Er hatte früh gelernt, die Dinge mit sich selbst auszumachen und hat es deshalb im Beruf auch so gemacht – der Vater hatte schon das Geschäft selbst geführt, also hatte er es auch so gemacht.

Harald Munz: „Da ich oft nur schlechte Nachrichten zu vermelden hatte, sagte ich lieber gar nichts.“ Ihm ist klar geworden, dass er nie wirklich über seine Probleme gesprochen hatte, weil er sich dann als Versager gefühlt hätte. Fehlenden Erfolg, egal welche Ursachen diesem zugrunde lagen, rechnete er sich immer selbst an. Es wurde ihm auch bewusst, dass er nicht wirklich gelernt hatte „Nein“ zu sagen. Deshalb hatte er auch so viele Ehrenämter und ließ sich leicht vor den Karren anderer spannen. Die Übernahme der Firma in dritter Generation war nie das, was er wollte, eigentlich wollte er Lehrer werden, aber Alternativen standen nie zur Debatte.

Durch die wirtschaftliche Situation in der Firma kamen vermehrt Gefühle, wie Scham, Wut, Enttäuschung und Versagensängste hoch. Ihm wurde klar, dass er sich immer noch für den Ruf und das Image seines Vaters als Bauunternehmer im Ort verantwortlich fühlte, und ein Scheitern wäre eine Schande für die ganze Familie. Das hat sich auch auf die eigene Familie ausgewirkt, insofern, dass ihm wichtig war, seiner Frau ein schönes standesgemäßes Zuhause bieten zu müssen.

Er realisierte, wie er in eine automatische Erwartens- und Versagensschleife hinein gerutscht war. Selbst bei seinen Söhnen konnte er nicht der Vater sein, den er sich vorgenommen hatte zu leben, sondern verbrachte, genau wie sein Vater, viel Zeit in der Firma, sodass er seine Söhne nicht aufwachsen sah.

Ihm wurde bewusst, dass er das, was ihm in der Kindheit vom Vater fehlte, seinen Kindern jetzt als Vater auch nicht geben konnte. Und dass er versäumte, sich selbst zu fragen, was denn für ihn selbst „Erfolg und Erfüllung“ bedeutete und wie er das in der Familie und Firma leben und umsetzen wollte.

Der Moment, in dem sich die beiden ihre jeweiligen Prägungen gegenseitig vortrugen und erkannten, wie sie durch ihre alten Prägungen ihre Ehe fast zum Scheitern gebracht hätten, war das Berührendste, was wir mit ihnen erlebt haben. Zwei Menschen erkennen, dass jeder seine eigene Unzufriedenheit auf den anderen projiziert hatte und den anderen für das eigene „Unglück“ verantwortlich machte.

Beide erarbeiteten, jeder für sich, die Voraussetzung für ein sie selbst glücklich machendes Leben, beruflich, persönlich und partnerschaftlich.

Harald Munz entschied, seine Ämter abzugeben, um mehr Zeit für seine Söhne und seine Frau zu haben, weil diese vielen Ämter auch eine Flucht waren, um aus der Familie heraus zu kommen und der ihn überfordernden Vaterrolle zu entfliehen. Und er spürte, dass es auch ihm wichtig ist, sich auszutauschen und seine Frau nicht ständig seine Schulter braucht, sondern ihm auch ein Ratgeber ist.

Anette Munz entschied sich, in den nächsten Monaten für sich herausfinden zu wollen, welche Art von Arbeit zu ihr zukünftig passen würde, und dass sie ihren alten Wunsch, in einem Chor zu singen, sofort realisieren wird. Ihr wurde bewusst, wie sie ihre eigene Unzufriedenheit selbst herbeigeführt hat. Sie erkannte auch die sie einengende und sie selbst klein machende Rollenverteilung, die sie sich selbst „verordnet“ hatte. Zukünftig will sie sich und ihre Fähigkeiten und Talente ernst nehmen und sich aktiv in die Familie und ihre Partnerschaft einbringen.

Bezüglich ihrer Partnerschaft sind beide jetzt sehr zuversichtlich, ihnen ist klar geworden:
Für einen erfolgreichen Beruf braucht es eine erfolgreiche Familie.
Für eine erfolgreiche Familie braucht es eine erfolgreiche Partnerschaft.
Für eine erfolgreiche Partnerschaft braucht es ein erfolgreiches ICH mit gesundem Selbstvertrauen!

Ein Jahr später

Beim letzten von sechs Erfolgstrainings feierten Anette und Harald Munz, zusammen mit uns und den anderen Seminarteilnehmern, ihren 25. Hochzeitstag.

Es hatte sich viel getan. Die beiden haben mittlerweile eine wesentlich bessere Basis als jemals zuvor. Auch wenn es nicht immer leicht war, die alten Denkweisen und Gewohnheiten abzulegen, gelingt es ihnen immer mehr, eine wertschätzende, respektvolle und liebevolle Partnerschaft zu leben. Die regelmäßigen Paardialoge sind ein fester Bestandteil ihres Lebens geworden. Auch die Familiensitzungen sind sehr hilfreich für die Kommunikation und das Verständnis untereinander in der Familie. Die Eskapaden der Jungs wurden immer weniger, weil sie sich durch die Hinwendung des Vaters viel mehr gesehen, akzeptiert und wertgeschätzt fühlen.

Herr Munz hat die Firma umstrukturiert, viele Aufgaben delegiert. Sein Vater hat sich nach einem konstruktivem Gespräch aus der Firma zurückgezogen. Die Beziehung zwischen Vater und Sohn hat sich wesentlich verbessert. Dem Vater wurde klar, dass auch er nur aus schlechtem Gewissen weiter in der Firma verblieben ist, und genießt jetzt wirklich seinen Ruhestand.

Anette und Harald Munz gönnen sich alle zwei Monate einen Wochenend-Kurzurlaub. Die sportlichen Aktivitäten mit den beiden Jungs sind fester Bestandteil des privaten und geschäftlichen Kalenders.

Anette Munz wird in absehbarer Zeit die kirchliche Einrichtung verlassen, im Moment weiß sie noch nicht, was danach folgt, sie ist aber guter Dinge und nutzt die nächsten Monate für ihre berufliche Planung.

... und beim täglichen gemeinsamen Mittagessen ist das Telefon jetzt ausgeschaltet.

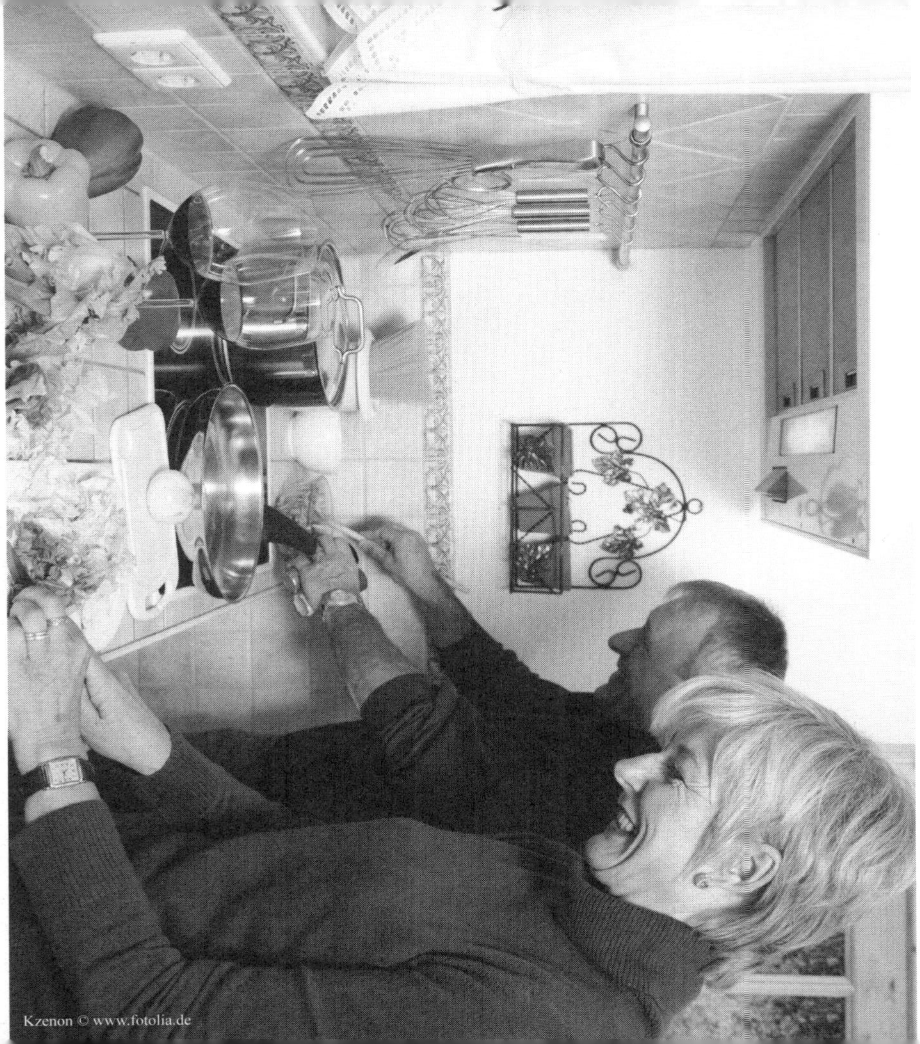

Kzenon © www.fotolia.de

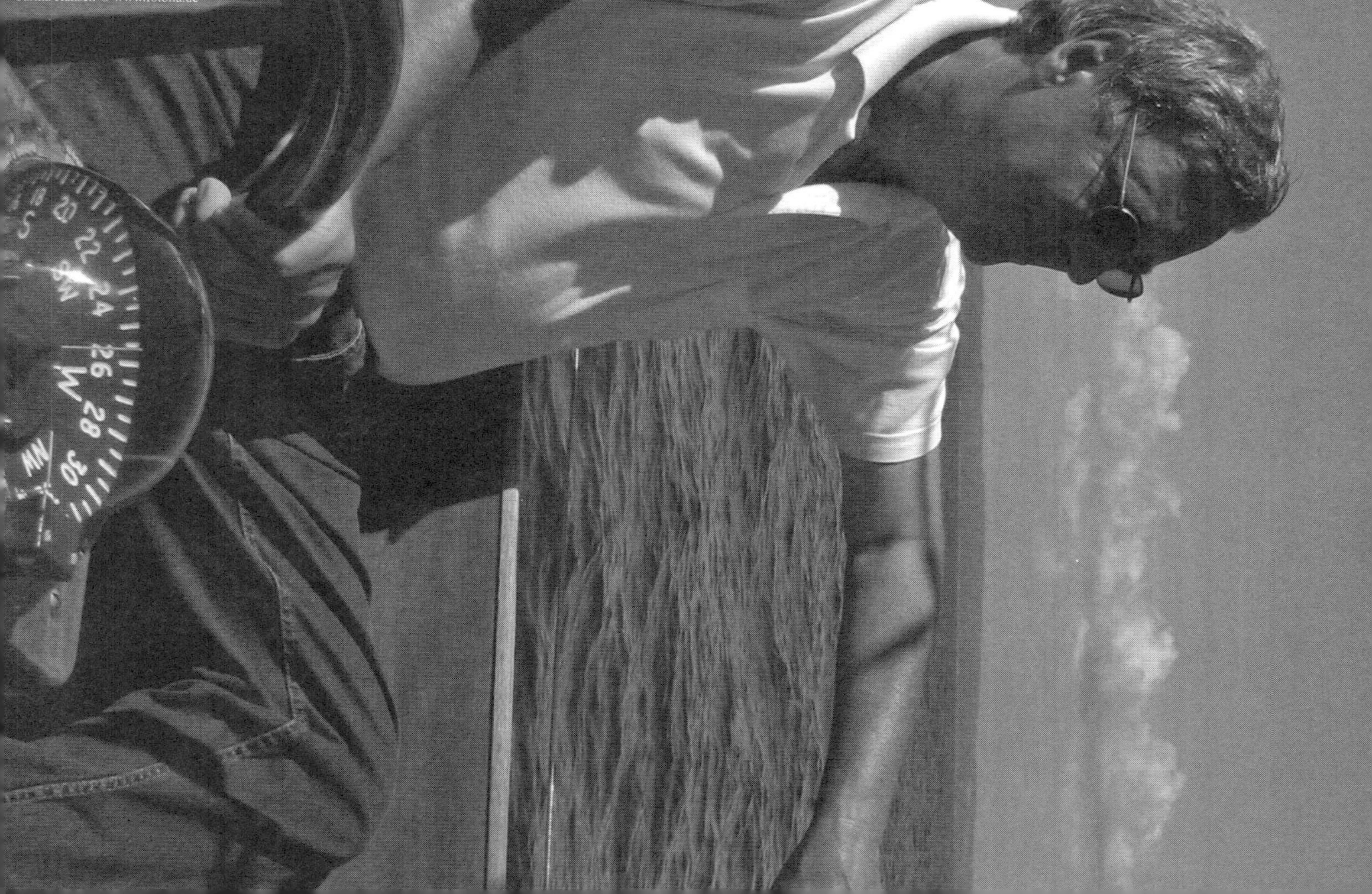

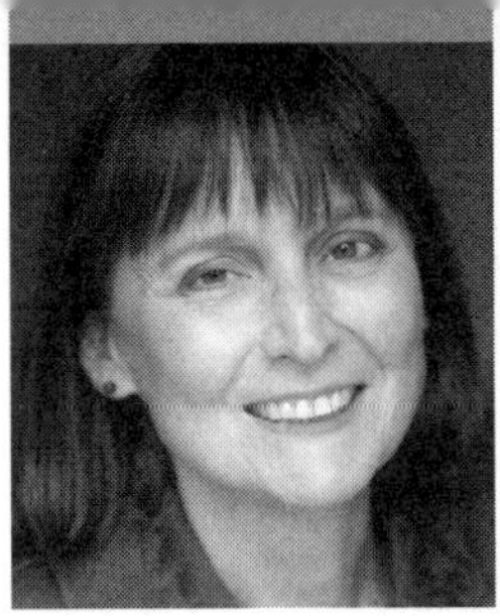 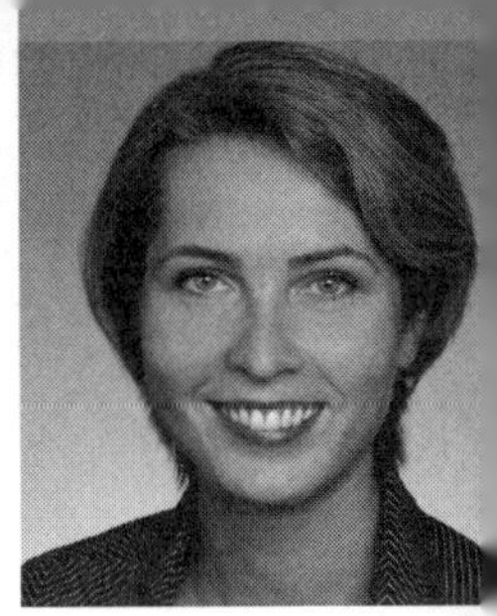

Auckland – Hamburg

Elternschaft über Ozeane hinweg

Dr. Jamie Walker und Sybille Kiesewetter

Martina und Patrick haben eine schwierige Aufgabe zu meistern: Sie sind eines der inzwischen unzähligen Paare, die sich, aus zwei verschiedenen Ländern, Kulturen und sogar Kontinenten kommend, kennengelernt, lieben gelernt und eine Familie gegründet haben. Als sich die beiden in einem Urlaub, auf einer Weltreise, kennenlernen, lebt Martina als Krankenschwester tätig, in Hamburg und Patrick studiert im neuseeländischen Auckland Jura. Die beiden sind aber auch eines jener Paare, die sich wieder getrennt haben, und nun eine Klärung und Regelung für sich beide, aber vor allem für die gemeinsame Tochter Maxi finden möchten.

Bei Trennungen über Grenzen, erst recht aber über Ozeane, hinweg, ist es eine der schwierigsten Aufgaben und Herausforderungen für die Eltern, den Kontakt zu den Kindern zu organisieren und – ist es nicht möglich, dass die Eltern in derselben Stadt bzw. im selben Land leben – präsent im Leben der Kinder zu sein. Der im anderen Land lebende Elternteil wird zum/zur Besuchs- und Urlaubspapa/-mama. Dabei ist es eine der Hauptaufgaben, zu verstehen und zu akzeptieren, dass ein aktives Teilnehmen und Gestalten am Alltag der Kinder für den im anderen Land lebenden Elternteil schlicht nicht möglich ist. Dies zu akzeptieren und zu integrieren, ist für die betroffenen Mütter und Väter oft mit großen Verlustängsten, Enttäuschungen, dem Gefühl versagt zu haben und das Kind im Stich gelassen zu haben, verbunden. Daher schwebt über den in der Mediation geäußerten Enttäuschungen, Ängsten und Verletzungen oft auch eine große Trauer. In der Mediation können sowohl diese Trauer als auch die Ängste beider Eltern thematisiert werden, die mit dem befürchteten Verlust des gemeinsamen Alltages mit den Kindern verbunden sind. Wut und Trauer müssen ihren Raum haben, um sich für eine Regelung zu öffnen, die sich an den Interessen des Kindes sowie der Eltern orientiert.

Mediation ist besonders bei internationalen Kindschaftskonflikten ein Versuch, auch in Zeiten schwerster Konflikte und Streitigkeiten mit Selbstachtung, Würde und gegenseitigem Respekt einen persönlichen Lösungsweg aus der Trennungs- und Scheidungskrise zu finden (siehe auch www.mikk-ev.de). Mediation bietet die Möglichkeit zur Klärung, Abgrenzung und Neugestaltung familiärer Beziehungen und Rahmenbedingungen, bei der die Mediatorinnen und Mediatoren Wegbegleiter der Parteien sind und dies teilweise über einen langen Zeitraum, wie die Fallgeschichte, die Jamie Walker erzählen wird, zeigt:

Als Martina und Patrick in die Mediation kommen, stehen beide unter Hochspannung: Nachdem sie die erste gemeinsame Zeit in Auckland zusammenlebten, stellte Martina fest, dass sie dort nicht richtig heimisch wurde, außerdem wollte sie wieder qualifiziert arbeiten. Patrick war daraufhin bereit, sein Studium für einige Zeit zu unterbrechen und das Paar zog für zunächst geplante 1 ½ Jahre nach Hamburg. Martina findet eine Stelle als Oberschwester und fühlt sich wohl. Patrick jobbt in einer Anwaltskanzlei, tut sich aber mit der deutschen Sprache schwer und lebt sich nicht gut im kalten Norden ein – außerdem möchte er sein Studium endlich fortsetzen und abschließen. Das Paar gerät darüber in eine Krise, beschließt aber zu heiraten, als Martina unerwartet schwanger wird. Maxi kommt in Hamburg zur Welt. Als sie drei Jahre alt ist, entwickelt sich erneut eine Ehekrise: Patrick fällt in eine tiefe Depression, das Paar lebt in ständiger Spannung. Schließlich packt Patrick seine Koffer und verschwindet nach Neuseeland.

Während der nächsten 10 Monate hat er kaum Kontakt zu seiner Tochter; jeglicher Kontakt zwischen den Eltern ist dabei konfliktgeladen. Martina und Patrick begegnen sich erst wieder nach fast einem Jahr, als Patrick für einige Wochen zu Besuch nach Hamburg kommt. In die Mediation bringen sie unterschiedliche Anliegen:

- Martina ist unendlich verletzt und psychisch belastet, zumal sie in Patricks Abwesenheit die alleinige Verantwortung für die Tochter trug. Maxi hat eine enge Bindung zu ihrem Vater und vermisste ihn anfangs schmerzlich. Für Martina war es sehr schwer, dem Kleinkind zu erklären, warum Papa nicht da ist. Nun möchte Martina wissen, was mit der Ehe los ist. Sie wäre bereit, nach Neuseeland zu ziehen, aber nur wenn sie weiß, dass auch Patrick der Ehe noch eine Chance gibt. In Hamburg sollen Vater und Tochter ihre Beziehung wieder festigen, Martina will aber auch als Familie Zeit zusammen verbringen.

- Patrick hat eine sehr schwierige Zeit hinter sich. Maxi hat ihm furchtbar gefehlt, aber er brauchte die Zeit, um zu sich zu kommen und den Entschluss fassen zu können, sein Studium wieder aufzunehmen. Nun freut er sich vor allem auf Maxi – vor der Auseinandersetzung mit Martina graust es ihm allerdings. Er möchte, dass der Besuch einigermaßen glimpflich abläuft und dass er möglichst viel Zeit mit seiner Tochter verbringen kann. In der Mediation möchte er klären, wie der Kontakt zwischen den Besuchen gestaltet werden kann und wann Martina mit Maxi nach Auckland zu Besuch kommt.

Im Rahmen der ersten „Mediationsstaffel“ geht es vor allem um zwei Themen: die Beziehung und den Kontakt zwischen Vater und Tochter. Als vertrauensbildende Maßnahme schlagen wir Mediatoren außerdem vor, bei den ersten Sitzungen den Rahmen der unmittelbar bevorstehenden Kontakte im Detail zu regeln. (Wann genau sieht der Vater die Tochter bzw. holt sie ab und bringt sie zurück? Darf er die Wohnung betreten, um mit ihr zu spielen und sie ins Bett zu bringen? Darf sie bei ihm übernachten? Muss sie jeden Tag in die Kita gehen? Darf er mit ihr verreisen und wenn ja, wohin und wie lange?) Nach einigen Tagen schaffen es Martina und Patrick ohne unsere weitere Unterstützung, diese Fragen zu regeln.

Im Laufe mehrerer spannungsgeladener Sitzungen ringen beide Eltern sehr um Fassung. Patrick tut sich schwer mit dem Beziehungsthema und Martina fühlt sich beim Thema langfristiger Kontakt verletzt und zurückversetzt, weil sie sich dabei fragt, wo sie als (Ehe)-Frau bleibt bzw. ob sie nur noch als Mutter gesehen wird. Immer wieder macht sie Vorwürfe und stellt die Frage „Was ist mit uns?" Patrick zögert, die Frage direkt zu beantworten. Immer wieder wird deutlich: Patrick kann nicht in Deutschland leben und Martina will nur nach Neuseeland ziehen, wenn die Ehe eine realistische Perspektive hat. Auch die juristische Lage lässt Martina zögern, denn sie weiß, wenn sie nach Auckland zieht, wird das der Lebensmittelpunkt des Kindes und sie könnte nicht ohne Patricks Zustimmung mit dem Kind nach Deutschland zurückziehen. In Einzelgesprächen setzen wir uns mit der prekären emotionalen Lage der Eltern auseinander und bringen immer wieder Maxis Perspektive ein – denn sie möchte so viel wie möglich von beiden Eltern haben und nicht, dass sie ständig aneinander geraten oder mit sich beschäftigt sind.

Auf die Frage der Mediatoren an Patrick „Was denken Sie, wie hoch ist die Wahrscheinlichkeit, dass Sie in fünf Jahren als glückliches Paar in Auckland zusammenleben?" antwortet er schließlich spontan „Null". Martina bekommt daraufhin einen so starken Weinkrampf, dass wir die Sitzung abbrechen müssen. Später empfindet sie ein wenig Erleichterung, weil sie endlich weiß, wie Patrick zu der Ehe steht, aber die tiefe Verletzung bleibt. Trotzdem gelingt es dem Paar den Besuch – vor allem für Maxi – akzeptabel zu gestalten und sie kommen zu einer vorläufigen Einigung in Bezug auf folgende Punkte: Anerkennung der Wichtigkeit beider als aktive Eltern, Maxis Verbleib bei der Mutter in Hamburg, Besuche möglichst zweimal im Jahr (einmal in Deutschland und einmal in Neuseeland), Kontakt in den Zwischenzeiten, Kommunikation miteinander über das Kind, Kontakt zwischen Maxi und ihrer Großfamilie väterlicherseits, Umgang miteinander als Eltern und Fortsetzung der Mediation.

Einige Monate später besucht Martina tatsächlich Auckland mit Maxi. Den Umstand, dass sie mit Patrick und seinen Eltern unter einem Dach wohnen, empfinden beide als Belastung – aber sie nehmen das bewusst auf sich, um Maxi die Erfahrung zu ermöglichen, eine Zeit lang gemeinsam mit Mutter, Vater und Großeltern zu verbringen. Das Paar setzt die Mediation mit einer Kollegin vor Ort fort und erreicht eine weitere Teileinigung zu den Themen Kommunikation, Besuche und Kontakte und Finanzen; außerdem besprechen sie das Pro und Kontra einer Scheidung. Auch bei diesen Treffen spielen die emotionale Betroffenheit und die tiefe Trauer eine große Rolle.
Ein Jahr nach den ersten Mediationssitzungen kommt Patrick wieder nach Hamburg zu Besuch und beide setzen die Mediation fort. Überraschenderweise für uns drehen sich die Rollen um: Nun ist es Patrick, der verletzt ist, denn inzwischen hat Martina einen neuen Freund, mit dem sie zusammen zieht. Patrick befürchtet, dass der Neue ihn als Vater ersetzen könnte, zumal der Freund am Alltag des Kindes teilnimmt und er weit weg ist. Außerdem ist er sauer, weil sie ihm den Entschluss nicht direkt mitgeteilt hat, sondern seinen Eltern einen Brief schrieb. Er wirft ihr vor „Wie kannst du diesen Schritt wagen? Du bist doch meine Frau!“ Martina ist erneut verunsichert und überlegt, ob sie den richtigen Schritt geht oder der Ehe mit Patrick nicht doch noch einer Chance geben soll… Unser Eindruck ist, dass beide Schwierigkeiten haben, die sehr intensive Beziehung endgültig zu beenden. Es verband und verbindet sie eine tiefe Liebe, aber im Alltag halten sie es nicht miteinander aus. Trotzdem können in der dritten und letzten Mediationsstaffel zu den anstehenden Themen weitere Vereinbarungen getroffen werden.

In einem solchen Setting, in einer Mediation über mehrere Jahre, die jeweils ganze Tage dauert, kommt man den Medianten sehr nah. Mein Co-Mediator, Christoph C. Paul, und ich fühlen uns von deren Schicksal berührt und erleben hautnah, wie schwer es ist, weitreichende Entscheidungen in einer solchen Drucksituation treffen zu müssen.

Gleichzeitig versuchen wir in diesem bi-nationalen Kontext – den wir selbst als Co-Mediatoren mit unseren unterschiedlichen Hintergründen spiegeln – unseren Humor zu bewahren und die Eltern für ihr zähes Ringen um eine Lösung wertzuschätzen, die es dem Kind ermöglicht, zu Mutter und Vater eine möglichst enge Beziehung aufrechtzuerhalten und sich in beiden Ländern, Kulturen und Sprachen zu Hause zu fühlen.

Ausblick: Wiederum ein Jahr später erreichte uns die Nachricht, dass Martina nunmehr gemeinsam mit dem neuen Freund ein Kind erwartet. Maxi war im Sommer mit ihrem Opa in Neuseeland und besucht inzwischen eine internationale Schule, an der sie auch auf Englisch unterrichtet wird. Patrick hat eine Freundin und die Scheidung ist beantragt.

Die Liebe zwischen den beiden ist nicht wirklich vorbei, aber das Leben geht für Martina und Patrick – unter anderem wegen der Mediation – weiter.

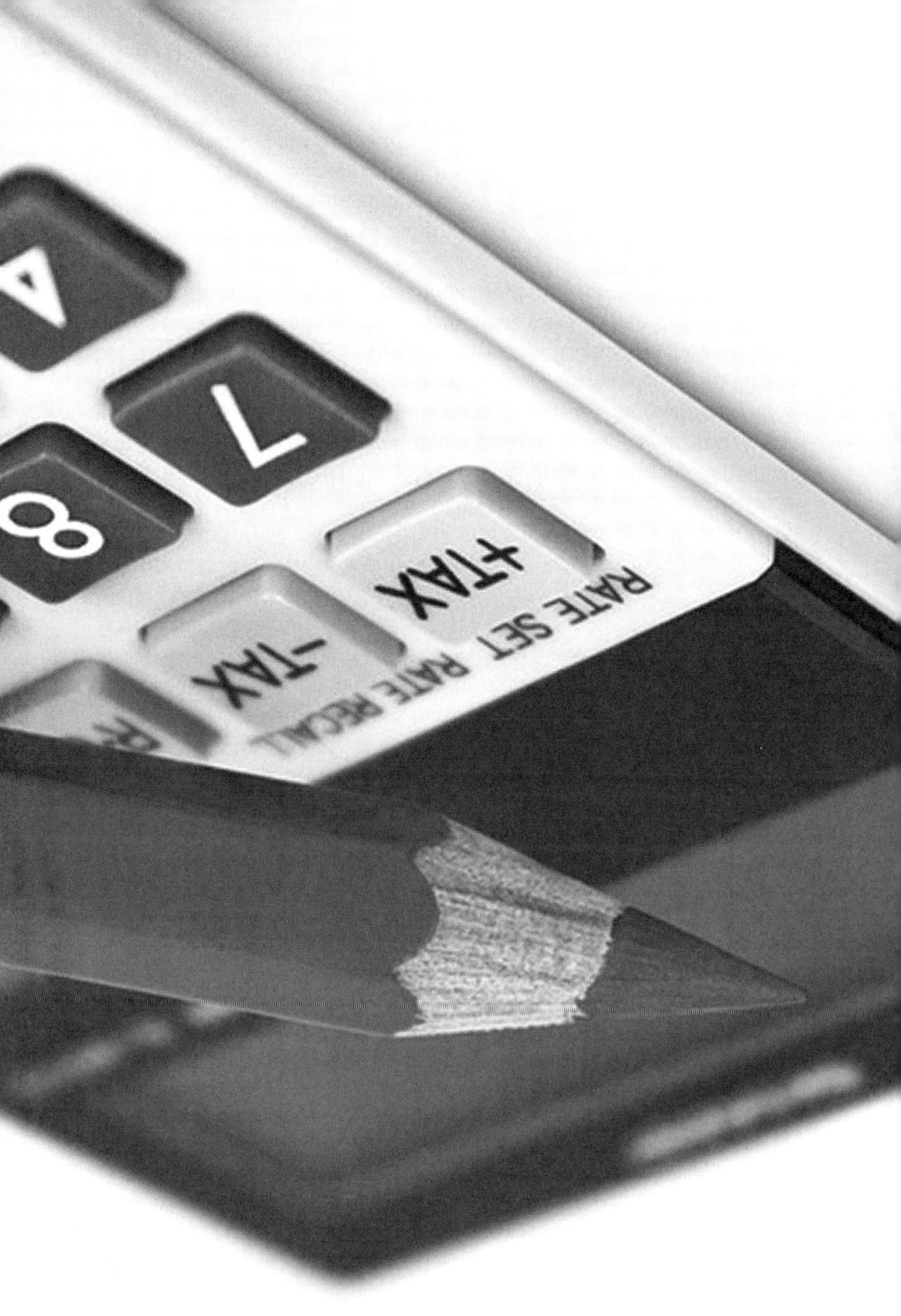
7
8
+TAX
-TAX
RATE SET
RATE

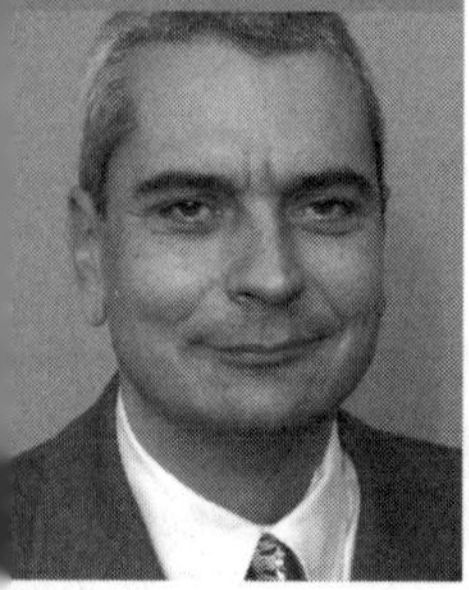

Wenn eine Scheidung sehr lange dauert

Man darf die Hoffnung nie aufgeben

Martin Zwahlen

Das Ehepaar F. kam vor sechs Jahren aus Frankreich in die Schweiz, weil Jean hier bessere berufliche Möglichkeiten hatte. Er ist selbstständig erwerbender Architekt aus Paris, Sophie Musikerin aus Marseille. Kinder haben sie keine.
Im Jahr 2008 kamen sie erstmals zu mir, um eine Trennungsvereinbarung zu erstellen. Sophie hatte zu diesem Zeitpunkt ihre Stelle gekündigt und das gemeinsame Haus bereits verlassen, um in ihr Heimatland zurückzukehren. Dringendster Regelungsbedarf war, dass sie einen Unterhaltsbeitrag verlangte, weil sie über kein Einkommen mehr verfüge. Jean machte geltend, dies sei selbstverschuldet, weil sie ja hier eine Stelle gehabt habe.
Die Interessen waren sehr unterschiedlich: Während Sophie genügend Zeit für den Aufbau einer Erwerbstätigkeit wollte, war es für Jean wichtig, seine Leistungen zeitlich zu begrenzen. Er empfand es als ungerecht, wenn nur er zu 100% arbeite. Die Ursachen für die Trennung wurden nicht thematisiert, aber dennoch kam es zu gegenseitigen Vorwürfen. Jean warf Sophie vor, dass sie es war, die ihn verlassen habe, Sophie erwiderte, dass es sein Verhalten gewesen sei, das sie zu diesem Schritt gezwungen habe. Umstritten war vor allem, welches Einkommen sie erzielen kann und ob es zumutbar wäre, neben ihrem schlecht bezahlten Hauptberuf noch eine unqualifizierte Nebenbeschäftigung zu suchen.
Nach zwei Sitzungen war es möglich, dass sich die Parteien auf abgestufte Unterhaltsbeiträge während maximal zwei Jahren einigten. Diese Befristung entsprach einem Bedürfnis von Jean, der damit Sophie dazu zwingen wollte, bald Verhandlungen über eine Scheidung aufzuneh-

men. Die Trennungs-Vereinbarung wurde im November 2008 unterzeichnet. Auf eine gerichtliche Genehmigung wurde verzichtet. Außerhalb der Vereinbarung wollten die Parteien sich über die Aufteilung der vorhandenen Konten und Fonds einigen.
Bereits im Dezember meldete sich Jean wieder bei mir und bat mich um Terminvorschläge für die Fortsetzung der Mediation über die Scheidung. Ich gab ihm den Rat, nicht zu viel Termindruck zu machen. Zu einem Termin im Mai war Sophie nicht bereit. Im August 2009 fanden dann zwei Mediationssitzung zum Thema Scheidung statt.
Als erstes wurden die Themen geklärt. Es waren dies:
1. Anwendbares Recht
2. Höhe und Dauer der Unterhaltsbeiträge an Sophie
3. Aufteilung des Vermögens

Die Einkommen der Ehepartner lagen in diesem Fall weit auseinander. Jean verdiente rund Fr. 20.000.- pro Monat, Sophie Fr. 1500.-. Deshalb lagen auch die Vorstellungen über die Höhe und Dauer des Unterhaltsbeitrages sehr weit auseinander (Sophie 4 Jahre lang Fr. 5000.-/ Jean 1 Jahr Fr. 3000.-). Beide Parteien beharrten auf ihren Positionen und begründeten dies damit, dass sie sich rechtlich erkundigt hätten und den Ratschlag bekommen hätten, nicht unter bzw. über diese Beträge zu gehen. Als beide mit Abbruch der Mediation drohten, stellte ich die Frage, ob sie möchten, dass ich einen Vorschlag mache, obschon dies nicht den klassischen Mediationsregeln entspricht. Als beide bejahten, nannte ich einen Betrag von Fr. 3500.- während 2 Jahren. Dieser Vorschlag deblockierte die Situation und ermöglichte den Parteien, wieder miteinander zu verhandeln, ohne die vorher als endgültig bezeichnete Position verlassen zu müssen. Sie diskutierten jetzt über meinen Vorschlag und kamen überein, dass es hilfreich wäre, einen Gesamtbetrag (inkl. Altersvorsorge und Güterrecht) auszuhandeln und dann erst Optionen über die Höhe bzw. Dauer des Unterhaltsbeitrages zu bilden.

Da meine Abklärungen ergaben, dass die Scheidung zwar in der Schweiz stattfinden kann, aber das Scheidungsrecht des Heimatstaates anwendbar ist, beauftragte ich die Parteien damit, sich bei Rechtsanwälten ihres Heimatlandes über die Rechtslage und die Gerichtspraxis zu erkundigen. Beide Parteien betonten, dass sie nicht unbedingt eine Lösung in der Mediation finden müssten. Sonst gehe man halt vor Gericht.
Die nächste Sitzung fand erst im Februar 2010 statt. Ich begrüßte die Parteien mit Wertschätzung dafür, dass sie nicht aufgegeben haben, sondern diesen Weg weitergehen wollen. Den in der letzten Sitzung geäußerten Widerstand gegen eine Einigung „um jeden Preis" fände ich hilfreich, um zu einer wirklich befriedigenden Lösung zu kommen. Dass sich die Perspektive des Unterhaltsempfängers total von derjenigen des Unterhaltszahlenden unterscheide, sei völlig normal. Sophie mache sich Sorgen, ob ihr Lebensunterhalt gesichert sei, währenddem es für Jean wichtig sei, dass die Lösung seinem Gerechtigkeitsempfinden entspreche.
Um den Druck zu reduzieren, eine Lösung finden zu müssen, erwähnte ich, dass es auch möglich sei, eine Teilvereinbarung zu machen und die offenen Punkte dem Gericht zum Entscheid zu unterbreiten. Beide Parteien betonten, dass sie, wenn möglich, eine Gesamtlösung erreichen möchten und auch bereit seien, auf dieses Ziel hinzuarbeiten.
Es standen folgende Themen im Mittelpunkt:
1. Unterhalt
2. Vermögen
3. Altersvorsorge

Ich schlug vor, das schwierigste Thema (Unterhalt) zuletzt zu behandeln. Während bei der Altersvorsorge alles klar war, zeigte sich beim Vermögen, dass der Informationsstand unsicher und die Lage recht komplex war. Ich schlug vor, dass sie klare Informationen zu den Sachverhalten einholen und wir dann weiterverhandeln würden.
Jean machte geltend, dass sein Einkommen aufgrund der Wirtschaftslage ohne sein Verschulden zurückgegangen sei, Sophie, dass sie An-

spruch auf eine Beteiligung am Zugewinn des Praxiswertes habe. Diese beiden Argumente stießen bei der Gegenpartei auf wenig Verständnis. Ausgehend von einem Gesamtbetrag wurden verschiedene Varianten für die Höhe und Dauer der Unterhaltsbeiträge aufgezeichnet. Bezüglich Dauer einigte man sich auf 4 Jahre. Betreffend Höhe standen sich die Forderung von Sophie von Fr. 6000.- und das Angebot von Jean von Fr. 3000.- gegenüber. Es schien, dass keine Einigung möglich sei, die Stimmung war ziemlich gereizt, die Hoffnung auf eine Lösung gering. Da schlug Jean eine kurze Pause vor. Als er zurückkam, sagte er ziemlich überraschend, er sei mit Fr. 4500.- einverstanden. Man ging in der Meinung auseinander, in diesem Punkt eine Einigung erzielt zu haben. Ich erstellte, gestützt auf diese Besprechungen, einen ersten Entwurf einer Scheidungsvereinbarung und sandte diese an die Parteien. Bereits am nächsten Tag erhielt ich ein Email von Jean, der erklärte, der am Schluss der Sitzung gemachte Vorschlag von Fr. 4500.- beziehe sich auf das Einkommen von 2008. Da er 2009 20% weniger verdient habe, müsse auch der Unterhaltsbeitrag auf Fr. 3600.- reduziert werden. Da er mit einem weiteren Einkommensrückgang rechne, müsse der Unterhaltsbeitrag jährlich angepasst werden. Eine Reaktion von Sophie auf dieses Email blieb zunächst aus.
Ende Juni machte ich die Klienten darauf aufmerksam, dass die Trennungsvereinbarung Ende Oktober dieses Jahres auslaufe und es deshalb sinnvoll wäre, sich im Juli zu treffen. Während Sophie mir Terminvorschläge machte, schrieb Jean, es sei ja alles klar, es fehle nur die Zustimmung von Sophie. Falls sie nicht zustimme, müsse es halt entschieden werden. Sophie antwortete darauf, dass sie es auch so sehe, dass die Höhe des Unterhalts vom Richter zu entscheiden sei. In der Korrespondenz per Email verhärteten sich die Fronten.
Es sah somit danach aus, dass die Mediation nicht fortgesetzt werden könne.
Mitte Juli hatte ich eine Idee, wie ich die Parteien doch noch zu einer Fortsetzung motivieren könnte: Ich schrieb den Parteien, dass ich den Eindruck hätte, dass die Positionen gar nicht so weit voneinander

entfernt lägen und machte den Vorschlag, mir per Email ihr letztes Angebot betreffend der Höhe des Unterhalts mitzuteilen. Ich würde diese nicht an die Gegenpartei weiterleiten, sondern ihnen nur mitteilen, wie groß die Differenz sei.

Beide Parteien reagierten positiv auf diesen Vorschlag und teilten mir mit, wie hoch der Unterhalt maximal. bzw. minimal sein müsse, damit sie zustimmen würden. Wie vermutet, betrug die Differenz lediglich Fr. 500.- pro Monat. Ich teilte ihnen dies mit und ergänzte, dass es sich kaum lohnen würde, wegen dieses Betrags einen Gerichtsprozess durchzuführen. Dem stimmten die Parteien zu und waren bereit, die Mediation fortzusetzen.

Ende Juli fand somit die letzte Mediationssitzung statt. Die Frage, ob sie eine Lösung für möglich halten würden, wurde von beiden bejaht. Als ich sie fragte, ob es für sie eine große Erleichterung bedeuten würde, wenn die Angelegenheit heute erledigt werden könnte, ging ein Strahlen über ihre Gesichter, das mir zeigte, dass das Ziel noch erstrebenswert war.

Bezüglich des Unterhalts lagen die Positionen bei Fr. 4000.- (Jean) und Fr. 4500.- (Sophie), wobei Jean seinen Vorschlag davon abhängig machte, dass der Betrag jährlich seinem Einkommen angepasst werde. Diese Bedingung wollte Sophie keinesfalls akzeptieren, weil dies jedes Jahr wieder zu Diskussionen geführt hätte und die tatsächliche Höhe seines Einkommens für sie nicht überprüfbar sei. Sie signalisierte aber Bereitschaft, auf das betragsmäßige Angebot Jeans (Fr. 4000.-) einzugehen, wenn er auf diese Bedingung verzichte.

Daraufhin entstand ein längeres Schweigen. Es war schwierig aber wichtig, diese Situation auszuhalten und einfach abzuwarten. Nach langer Pause erklärte Jean, er akzeptiere die Fr. 4000.- ohne Anpassungsklausel.

Während ich die Schlussredaktion der Scheidungskonvention verfasste, damit sie gleich unterzeichnet werden konnte, einigten sich die Parteien alleine über die Vermögensaufteilung. Bereits am nächsten Tag konnte ich die Konvention dem Gericht einreichen.

Aus diesem Fall habe ich folgende Erkenntnisse gewonnen:

- Manchmal brauchen die Parteien Zeit, um sich zu informieren und ihre Position zu überdenken.
- Man darf die Hoffnung nicht zu früh aufgeben.
- Manchmal helfen unkonventionelle Methoden, um Blockaden aufzulösen.
- Der Beizug von Anwälten durch die Parteien kann hilfreich sein.
- Auch wenn keine Kinder vorhanden sind, kann es für ein Ehepaar sinnvoll sein, sich einvernehmlich zu trennen.

Nachträglich fiel mir auf, dass wir über den eigentlichen Grund für die Trennung nicht gesprochen hatten. Zwischendurch kamen zwar Gefühle von Enttäuschung hoch, diese wurden aber nicht thematisiert. Sie von mir aus anzusprechen, erachtete ich als riskant, weil es wohl kaum möglich gewesen wäre, sich auf eine übereinstimmende Sichtweise zur Frage, wer für das Scheitern der Ehe verantwortlich sei, zu finden. Ich bot aber den Parteien meine Bereitschaft an, die Mediation dazu fortzusetzen, falls sie dies möchten.
Ich ging (wie die Parteien) in diesem Fall durch ein Wechselbad der Gefühle, die zwischen Hoffnung und Enttäuschung schwankten. Obschon es für mich als Mediator sehr befriedigend war, diesen Fall erfolgreich abschließen zu können, bin ich froh, dass nicht alle Fälle so anspruchsvoll sind.

Rechtsberatung + Mediation
Martin Zwahlen, Rechtsanwalt + Mediator SDM/SAV
Schwarztorstr. 56
3000 Bern 14, Schweiz
Tel.: +41 (0) 31 / 3185815
Fax: +41 (0) 31 / 3185816
E-Mail: zwahlen@mz-mediation.ch
www.mz-mediation.ch

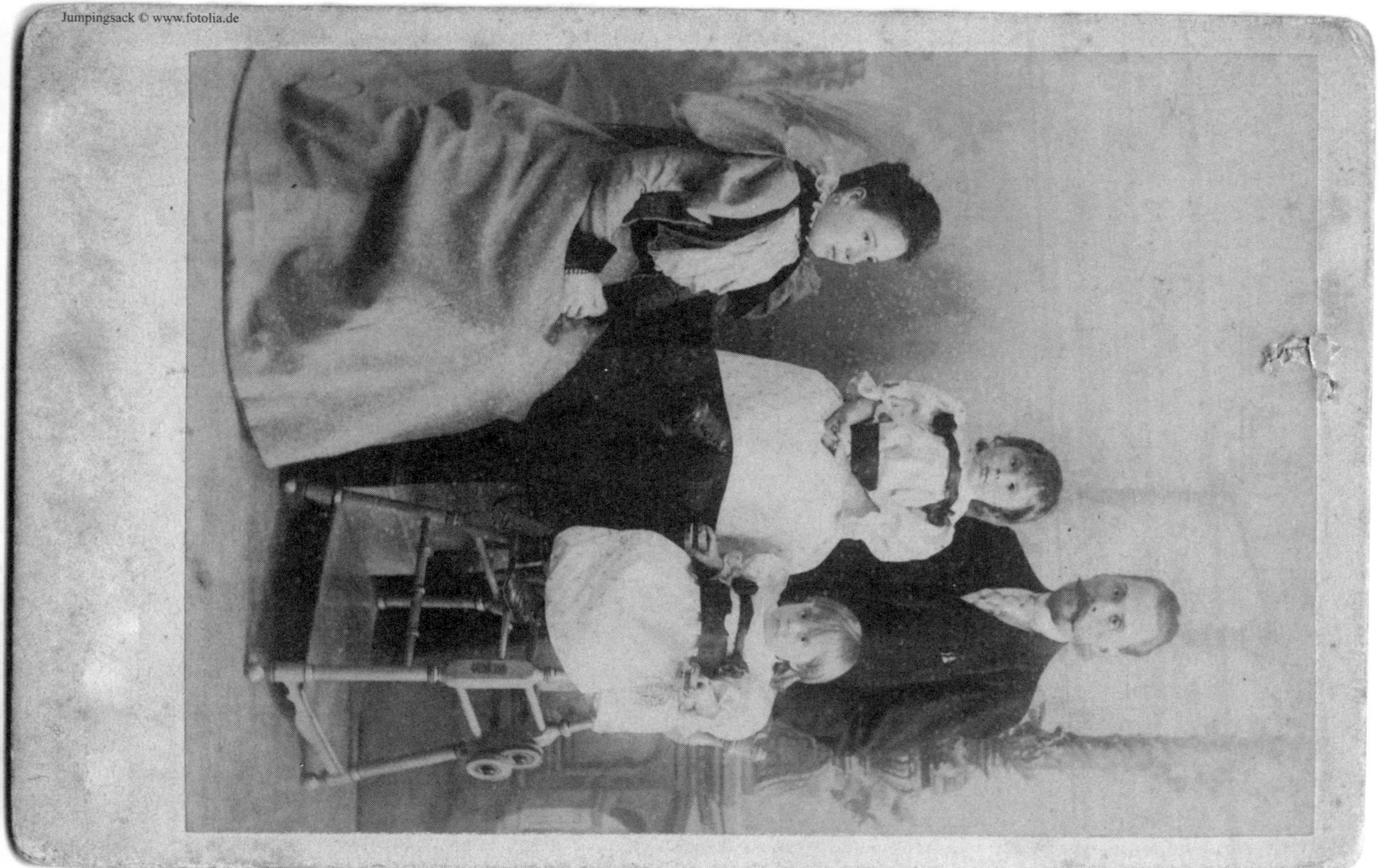

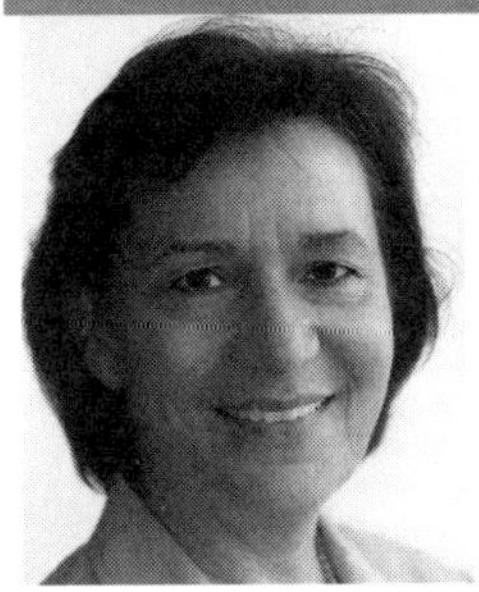

Konfliktlösung im südlichen Afrika

Wege suchen in schwierigem Terrain

Prof. Dr. Angela Mickley

In manchen Problemsituationen scheinen alle üblichen Zugänge fraglich, die bewährten Methoden greifen nicht und wir kämen gern an unsere Grenzen. Wenn sie denn sichtbar wären. Da entsteht ein Gefühl von Mediation im freien Fall. Wir suchen Wege und Haltepunkte im ethischen und methodischen Niemandsland, zweifeln am Sinn des Ganzen, der eigenen Kompetenz, den Klienten.
Solch eine Situation mit Aspekten von Suchen und Scheitern skizziere ich im folgenden, greife die Schwierigkeit des Umgangs mit Trauma in der Mediation heraus und berühre die Notwendigkeit, akut Methodenvielfalt zu entwickeln.

Während eines Aufenthaltes im südlichen Afrika zu Krisenprävention und Konfliktbearbeitung wurde ich gebeten, eine trotz vieler Versuche schon länger festgefahrene Familiensituation zu bearbeiten, in der es neben den persönlichen Beziehungen auch um Erbschaftsfragen und Nachfolge ging. Es handelte sich um einen vielschichtigen Konflikt innerhalb einer Land besitzenden und Land bebauenden Familie, in der es außer den Farmern noch Wissenschaftler, Künstler und Ärzte gibt.

Den Kontakt zu einem der Hauptbeteiligten, dem über 70-jährigen verwitweten Vater, stellte eine mit ihm befreundete Mediationskollegin her, die die Problematik, seine Verzweiflung und die bis dahin durchgeführten Bearbeitungsversuche kannte. Sie schlug mir vor, als fremde Expertin mit evtl. anderer Perspektive, einen Versuch zu wagen. Dies könnte vielleicht Bewegung in die erstarrte Situation bringen. Eine Aufstellung des Konfliktes mit anderen Personen hatte ein Jahr zuvor stattgefunden und Erkenntnisse über die emotionale Belastung der einzelnen Familienmitglieder gebracht, war aber nicht aufgearbeitet und in konstruktive Schritte geführt worden. Die Anwesenden und einige Familienmitglieder hatten davon viel erwartet und sich anschließend in Resignation zurückgezogen, während der Vater häufig auf seinen ersehnten oder befürchteten baldigen Tod durch seine chronische Krankheit hinwies.

Beteiligte, die miteinander den Konflikt gestalten: Vater und Tochter, die seit über 12 Jahren nicht miteinander sprechen, sich bei Familienfesten aus dem Weg gehen oder ganz wegbleiben, nur über Dritte in Verwandtschaft und Freundes- bzw. Bekanntenkreis übereinander sprechen und Meinungen zu den wahrgenommenen Verhaltensweisen und geäußerten oder vermuteten Absichten mitteilen.

Betroffene, die den Konflikt sehr nah miterleben und darunter leiden: übrige Familie, ein Bruder, eine Schwester mit Ehepartnern und Kindern, in Europa lebende Geschwister des Vaters und der verstorbenen Mutter sowie Freunde und Bekannte innerhalb der übersichtlichen sozialen Gruppierungen einer noch kolonial geprägten afrikanischen Kleinstadt.

Zu den gängigen Fragen ...
Was tun die Beteiligten, um den Konflikt aufrechtzuerhalten?
Was haben sie bereits unternommen, um ihn zu lösen oder einzudämmen?
Wer verliert oder gewinnt bei einer erfolgreichen Bearbeitung oder gar keiner Veränderung?

... müssen die Besonderheiten der Rahmenbedingungen berücksichtigt werden:
Wie aussichtsreich ist eine Bearbeitung unter Zeitdruck und mit langen Zeitabständen zwischen den Sitzungen?

Wie kann überhaupt begonnen werden, wenn eine Seite die bisherigen Versuche als fehlgeleitet und übergriffig erlebt hat und sich keinerlei Vorteile davon verspricht, einen weiteren Anlauf zu wagen?

Welche Rolle spielen in diesem Familienkonflikt die wachsenden Probleme vieler weißer Farmer in der Region?

Viele sorgen sich um ihre gegenwärtige Existenzgrundlage und damit zukünftige Altersversorgung in einem Staat, der eine gerechtere Landverteilung anstrebt, um die Benachteiligung der schwarzen Mehrheitsbevölkerung aus der Kolonialzeit auszugleichen.

Konfliktkonstellation

Die familiäre Konfliktsituation war über viele Jahre gewachsen, alle Beteiligten vermieden in einer Art sozialer Verkrampfung die familieninternen Kontakte, Verbindungen zueinander wurden teilweise über nicht familiäre Außenbeziehungen aufrecht erhalten und über die Belastungen sprachen die Betroffenen nur mit Anderen, nicht mit den Beteiligten selbst.
In den über zwölf Jahren der Kontaktverweigerung war auf diese Weise ein kommunikativ dichter Außenkreis aus Familienangehörigen, Freunden und Bekannten entstanden, der von einem inneren Vakuum bzw. sporadisch negativ gestalteten Familienleben kaum gehalten werden konnte. Damit hatte sich eine Dynamik entwickelt, die zwar viel soziale Energie generierte, aber kaum konstruktive Impulse aus dem äußeren Kommunikationskreis in die familiäre Mitte geben konnte.
Stattdessen erfuhren die Familienmitglieder von dritter und vierter Seite, wie ihr eigenes Verhalten in der Familie von anderen wahrgenommen und eingeschätzt wurde. Damit wurden viele bestehende Knoten in den Beziehungen noch fester gezogen.
In getrennten Gesprächen sollte das Interesse der Hauptbeteiligten erkundet und sollten sie über die Verfahrensmöglichkeiten informiert werden, dann sollten für die Mediatorenseite die unterschiedlichen Dimen-

sionen und Elemente der Problematik angesprochen und schließlich ein gemeinsamer Themen- und Zeitplan erstellt werden. Leichter gesagt als getan, da die Tochter deutlich und massiv weitere Annäherungen und Bearbeitungsversuche abgelehnt und sich mehrfach von wohlmeinenden Helfern falsch zitiert erlebt hatte. Sie erklärte sich schließlich zu einem Informationsgespräch bereit und entschloß sich dann nach gründlichem Überlegen zu einem ersten versuchsweisen Treffen mit ihrem Vater und uns.

Bearbeitungsverlauf

Innerhalb von acht Monaten fanden mehrere persönliche Treffen mit den einzelnen Beteiligten statt, akute Fragen klärten wir per mail, trafen uns (Assistent und ich) dann mehrmals mit den zwei Hauptkontrahenten und schließlich mit den engsten Familienmitgliedern und der Initiatorin dieser Bearbeitung. In den Wochen und Monaten zwischen meinen Aufenthalten im Land besprachen Familie und Freunde die Situation und denkbare Aussichten, führten die verabredeten Treffen durch und beobachteten, wie und warum sie an manchen Stellen scheiterten und welche Auswege sie sich vorstellen könnten. Tiefpunkte und Wunsch bzw. Mitteilung, die Mediation abzubrechen, wurden per mail möglichst knapp erörtert und Entscheidungen darüber auf das nächste persönliche Treffen verschoben. Wenn dann doch noch Ansatzpunkte gefunden wurden, arbeiteten wir weiter. Etliche Bereiche großer emotionaler Belastung konnten so benannt, gemeinsam geklärt und meist auch verstanden werden und wurden dann für eine spätere therapeutische Bearbeitung vorerst beiseitegelegt. Die vorhandenen Traumata einzubeziehen, hätte den Rahmen der Mediation und unserer Kompetenz gesprengt, sie zu ignorieren, hätte die Mediation abbrechen lassen. So hofften wir mit dem Element der zwischengeschalteten emotionalen Ruheräume einerseits genug aufzufangen und andererseits den angestrebten Fortgang des Verfahrens zu sichern.

Schritte

Im ersten Gespräch mit dem teils hoffnungsvollen, teils resignierten Vater schilderte dieser die fehlgeschlagenen Versuche einer Annäherung mit seiner ältesten Tochter und deren Gatten und Kindern. Das Scheitern lastete er seiner Tochter an, die die Familienfarm mit Mann und Kindern bewirtschaftet, ihm den monatlichen Unterhalt überwies und ihn bei gemeinsamen Schulfeiern und Familienfesten zwar bemerkte, aber nicht grüßte.

Der offen benannte Problembereich waren des Vaters finanzielle Versorgung aus dem von der ältesten Tochter geführten Unternehmen und die Gestaltung des weiteren Familienlebens mit Vater und zwei Geschwistern mit Familien. In den klärenden Vorgesprächen wurden noch weitere Problembereiche benannt, wovon einer alle anderen überschattete. Der Vater vermutete, dass seine Tochter mehr als die übrige Familie über den lange zurückliegenden Mord an einer weiteren Tochter wusste und das aus ihm unerfindlichen Gründen zurückhielt.

Seine bisherigen Bewältigungsversuche lagen auf unterschiedlichsten methodischen und spirituellen Ebenen: psychologische Traumatherapie, Hypnose, religiöse Betreuung und Eigenaktivität, Medium befragen und eigene Erklärungsbemühungen. Wir gingen die einzelnen Versuche kleinschrittig durch, überprüften Brauchbarkeit, Erkenntnisgewinn und Wirkung auf den Seelenfrieden.

Die Tochter beleuchtete sehr pragmatisch die vergangenen Ereignisse und gegenwärtigen Familienstrukturen, betonte die destruktive Wirkung des väterlichen Verhaltens auf ihre eigene Familie und wie sie sie durch langfristige Kontaktvermeidung schützen wollte. Sie sah keine Möglichkeit einer gemeinsamen Klärung oder gar Regelung. Hauptsächlich ihre ungewollte, aber andauernde Beschäftigung mit der Problematik brachte sie zu der Überlegung, diese Belastung durch eine gezielte Bearbeitung auszuräumen. Die Wertschätzung ihres Engagements für die Farm und ihrer alleinigen Unterstützung des Vaters vermisste sie in der Familie, sah aber keine Entlastungsmöglichkeit.

Die Zustimmung beider zur Mediation erfolgte schließlich aus der Erwartung, eher die gemeinsame Zukunft für die gesamte Familie, vor allem die vielen Enkel, mit Unterstützung konsensual gestalten zu können als sich über die Bewertung vergangener Ereignisse zu einigen.

Weiterführende Fragestellungen

Welche Methoden der Problemlösung und Konfliktbearbeitung wurden bereits versucht, mit welchen Ergebnissen?
In welche Richtungen gingen die Interessen der Beteiligten und die Arbeitshypothesen der Bearbeitenden?
Welche Dimensionen der Analyse wurden von der Familie und den Experten bereits eröffnet?
Welche Dimensionen des gegenseitigen Verstehens wurden ins Auge gefasst?
Mit welchen beteiligten Personen wurden schon erste Verfahrensschritte begonnen?
Welche Richtungen und welche Methoden sollten weiter genutzt werden?
Was wurde von der Familie oder auf Expertenseite noch nicht versucht?
Gibt es Elemente und Bereiche von Leben und Arbeit, die zusätzlich einbezogen werden könnten?
Welchen Einfluss haben die regionalen wirtschaftspolitischen Strukturen und klimatischen Bedingungen auf die langfristige Gestaltung der Familienfarm?
Als wichtigste Frage erwies sich die nach dem individuellen Gefühl von Vertrauen und Sicherheit innerhalb der familiären Beziehungen, die sich wie eine Leuchtspur durch alle Phasen der Bearbeitung zog und den beiden Hauptakteuren immer wieder Richtung und Fokus öffnete.

In einer übersichtlichen Schrittfolge erforschten und klärten die Beteiligten a) ihre Position, b) welche Interessen dahinter standen, c) ihre Befürchtungen und d) ihre Wünsche für die Zukunft. Das trug zu klarer Verfahrensstruktur bei und schuf zunehmende Wahrnehmung der beiderseitigen Bedürfnislage. Im Wechsel von stark auf den Konflikt fokussierten Phasen mit Fragen nach früheren positiven Erfahrungen in der eigenen Familie oder jetzt außerhalb sowie nach äußeren Bedingungen (regionale Landwirtschaft, Formen der Altersversorgung) und Ausrichtungen (Schule und Studium der Kinder/Enkel) entstand eine dynamische Abfolge von Konzentration und Entspannung, die viele schwierige Momente überbrückte und auf manchmal recht gewundenen Wegen doch ein stetiges Fortkommen schuf.

In der letzten Sitzung kamen neben Vater und Tochter die anderen Geschwister und nahe Verwandte aus Europa dazu, der (allen offenbar bekannte) Familiengeist wurde bemüht und der kaum bereitwillige Vater ließ sich schließlich in einem dramatischen Moment von dem unerwartet entgegenkommenden Angebot seiner Tochter und der weiteren Kinder bewegen, nun seinerseits Schritte auf sie zu zu gehen und mit Verzicht und Angebot zu einer Regelung beizutragen.
Plötzlich war der Knoten geplatzt, alle hatten auf einmal Hunger, und da saßen wir Mediatoren, ohne Änderung der Sitzordnung, abgesondert von den Familienmitgliedern, die sich angeregt über gemeinsame Erlebnisse, Gewohnheiten und Eigenarten unterhielten. Es gab sehr viel nachzuholen.
In der gemeinsamen Vereinbarung verabredeten sie unter anderem, wie die Versorgung des Vaters gesichert und die nächsten anstehenden Familienfeste gestaltet werden sollten.
Langfristig wurde die anfangs beschriebene Mitte der Familie wieder belebt, vielfältig von allen in regelmäßigem Kontakt und Austausch gestaltet und die Beziehung zwischen Vater und Tochter leidlich normalisiert. Die Enkel verständigten und trafen sich schnell unabhängig von Eltern und Großvater, es entstand ein gemeinsam getragenes Familienleben, das individuelle Krisen und Absonderlichkeiten leichter auffing und integrierte.

Für mich war es ein Beispiel Integraler Mediation. Damit bezeichne ich Mediationshaltung und -methodik, in denen ausgehend von einem ganzheitlichen Menschenbild die Dimensionen von Raum und Zeit, Methodik und Wahrnehmung, Struktur und Chaos sowie eine prozessadäquate Tempi-Gestaltung mit Kultur, Geschichte und Religion/Spiritualität der Beteiligten aktiv einbezogen werden. Auch werden die regionalen, soziopolitischen und wirtschaftlichen Traditionen berücksichtigt, die für die nachhaltig konstruktive Neugestaltung des konfliktbelasteten Feldes nötig sind. Erfolgreiche Mediation schließt auch die Berücksichtigung von Dimensionen ein, die den Mediatoren nicht unbedingt zur Verfügung stehen, wie fremde und andersartige kulturelle, religiöse und transzendente Richtungen.

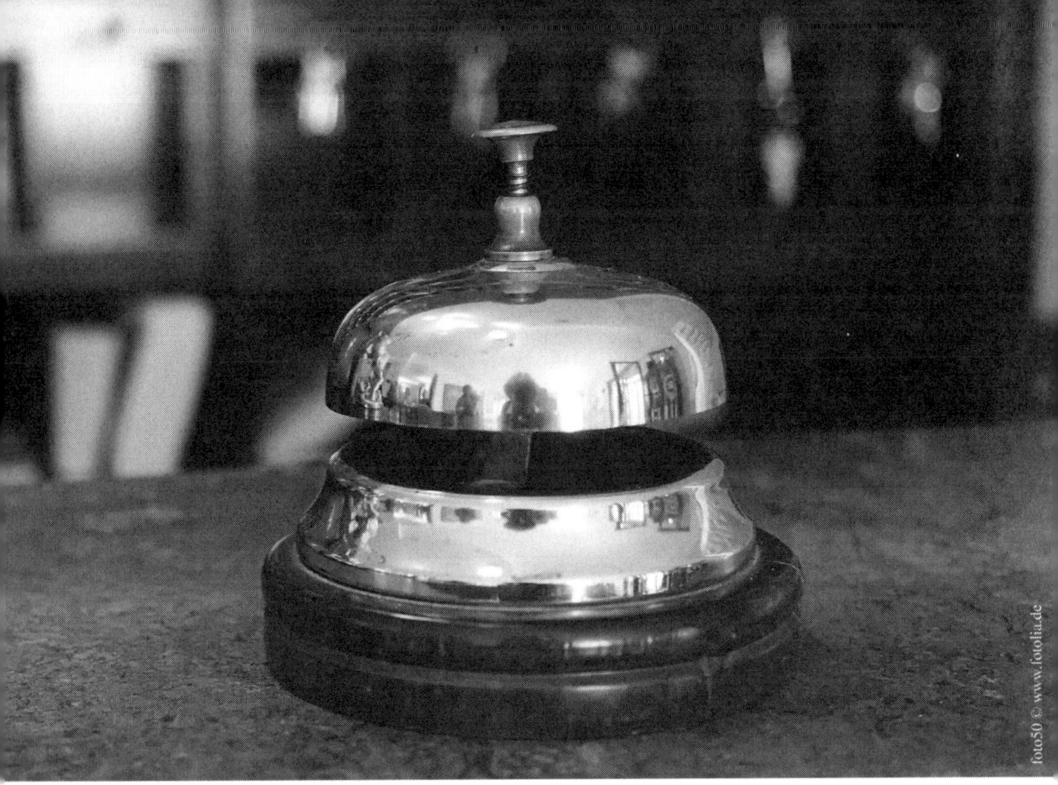

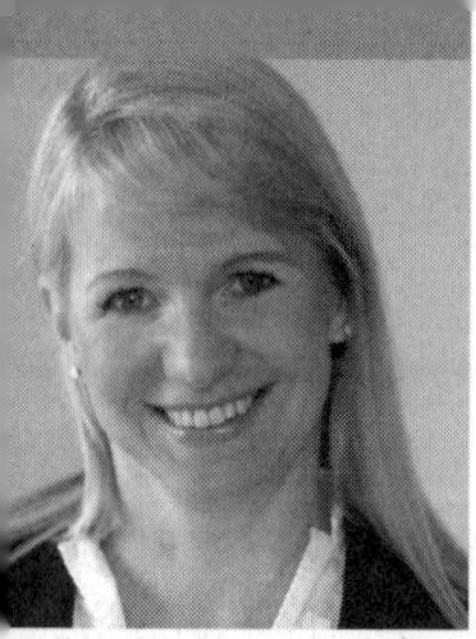

Die Möhre vor der Nase

Eklat mit dem Steuerberater

Anita von Hertel

Die Mitwirkenden der Mediation und ihre Aufgaben zu Mediationsbeginn:

Peter Leone:	Hoteldirektor und Familienoberhaupt
Hildegard Leone:	Peters Ehefrau und zurzeit nur noch Teilzeit-Mitarbeiterin im Hotel
Marie Leone:	Tochter von Peter und Hildegard, Mutter, Studentin kurz vor Studienabschluss und Teilzeit-Mitarbeiterin im Hotel
Herbert Kraser-Leone:	Maries Mann, stellv. Hoteldirektor und Hoteldirektoranwärter seit 12 Jahren
Ludwig:	Herberts Sohn aus erster Ehe (mit seiner verstorbenen Frau Lisa)
Markus:	Sohn von Herbert und Marie
Susanne, geb. Leone:	zweite Tochter von Peter und Hildegard, also Maries Schwester, als Lehrerin tätig, keine Mitarbeit im Hotel

Wie alles begann

Seit über 50 Jahren war Donnerstag immer TeamTag im Hotel „Goldener Teller“. 1959, kurz nach Ostern, hatte Peter hier angefangen. Als Nachtportier. Das war kurz vor seinem Staatsexamen. Damals waren die Teller aus zerkratztem Porzellan mit abgewetztem Goldrand und die 50er-Jahre-Tapeten im Keller hingen mit Schimmelfetzen von den feuchten Wänden. Aber das „Goldener Teller“ hatte eine gute Lage – und deshalb war trotz des erbärmlichen Zustands immer gut zu tun. Nach dem Studium hatte sein Chef ihm das Hotel zum Kauf angeboten. Peter stürzte sich in einen riesigen Schuldenberg – und fing an zu renovieren: Erst die Mannschaft, dann das Haus. Seine erste Neuerung war die regelmäßige Donnerstagsbesprechung mit den wichtigsten Mitarbeitern.

Verantwortung, Veränderungen und der verlorene Familienfrieden

Wenn Peter in Urlaub fuhr, fuhr die Verantwortung mit. Auf die Hochzeitsreise nahm er sich Arbeit mit. Sogar ins Krankenhaus ließ er sich Gästelisten und Unterschriftenmappen bringen. So erlebte er jetzt ca. 50 Jahre lang sein Leben als Direktor. Vor zwölf Jahren hatte Peter seinem Schwiegersohn Herbert Kraser-Leone, versprochen, dass er ihm bald die Führung des Hotelbetriebs übergeben werde. Das Versprechen wiederholte er in unregelmäßigen Abständen Jahr für Jahr. Zwölf Jahre lang kam aber immer wieder etwas dazwischen. Am Neujahrstag des zwölften Jahres hatte Schwiegersohn Herbert ganz ruhig verkündet, dass er sich eine andere Stellung suchen werde, wenn die Übergabe in diesem Jahr wieder nicht erfolgen werde. Und dann überraschte er die Familie damit, eine Position als Hoteldirektor in einem renommierten Haus in Berlin in Aussicht zu haben. Ab Herbst.

Peter fühlte sich verraten. Er ging mit Herbert an der Oberfläche freundlich, aber insgesamt sehr distanziert und mit stiller Wut – eisig – um. Herberts Schwiegermutter Hildegard versuchte in alle Richtungen zu schlichten und geriet dabei zwischen alle Fronten. Herberts Frau Marie heulte über ihren wütenden Vater, ihren starrköpfigen Ehemann, ihre hilflose Mutter – und über sich selbst. Gemeinsame Mahlzeiten wurden zunächst zur Hölle und dann gestrichen. Herberts pubertierender Sohn Ludwig aus erster Ehe schleppte jede Grippe, die er in der Schule aufsammeln konnte, mit nach Hause und steckte alle an. Sevgül, die langjährige Rezeptionskraft, die die eisige Stimmung im Haus nicht mehr aushielt, wurde mit Burnout-Syndrom krankgeschrieben. Sie fehlt seit drei Monaten.

Als Herberts jüngerer Sohn Markus anfing, nachts wieder regelmäßig Windeln zu brauchen, ging Marie zur Mütterberatungsstelle. Sehr schnell war ihr klar, dass der kleine Markus kein Toilettentraining brauchte, sondern Familienfrieden. Marie kannte Mediation vom Studium. Sie wusste: Wenn wir jetzt nicht handeln, leiden nicht nur der kleine Markus, der große Ludwig und die arme Sevgül, sondern wir alle.

Die Idee der Mediation

Es fiel Marie leicht, ihren Mann Herbert für die Idee einer Mediation zu gewinnen. Es erschien ihr aber unmöglich, ihren Vater Peter davon zu überzeugen. Diese Aufgabe übernahm daher die Mediatorin für sie. Herr Leone äußerte sich zunächst sehr entschlossen gegen eine Einmischung von außen: „Wenn mein Herr Schwiegersohn nach Berlin verschwindet, dann brauche ich keine Besserwisser, die ihn zurückbringen!“

Erst als der Direktor verstand, dass die Mediatoren sich nicht inhaltlich in seine Familienangelegenheiten oder seine beruflichen Entscheidungen einmischen würde, begann er aufmerksam zu werden. Wenn diese Mediatoren dafür sorgen würden, einen klar strukturierten Gesprächsrahmen zu schaffen, dann gefiel ihm das. Strukturen gefielen ihm schon immer.

Er wusste ja selbst: Weitere hundert Jahre würde er nicht mehr leben. Irgendwann wäre die Übergabe des Hotels an seinen Schwiegersohn eine gute Idee. Aber jetzt doch noch nicht!

Die Vorbereitung der Mediation mit Peter Leone

Peter Leone vereinbart mit der Mediatorin einen Spaziergang. Hier will er herausfinden, was ihm eine Mediation nutzen könnte. Er erzählt von seinem Leben, den Sorgen, als 1975 die Hypothekenzinsen auf 15 % kletterten und er beinahe alles verloren hätte. Er berichtet von der Verantwortung für seine Mitarbeiter, von den Schwierigkeiten, die Betten zu belegen, als die große Baustelle das Haus vom Verkehr abschirmte. Die Mediatorin fragt ihn nach seinen Wünschen. „Ambivalent," antwortet Leone: „Einerseits möchte ich Herbert Verantwortung geben. Ich weiß, dass ich nicht ewig lebe. Aber andererseits kann ich mir nicht vorstellen, wer ich bin, wenn ich nicht mehr Hoteldirektor bin. Das Hotel ist doch seit über fünfzig Jahren mein Leben!" Anhand der Fragen der Mediatorin durchdenkt Peter Leone, wie die nächsten Jahre für das Hotel und seine Mitarbeiter und Gäste aussehen könnten – je nachdem, was er selbst – und auch, was Herbert tun wird. Er entdeckt zunächst vier für ihn selbst besonders wichtige Rollen.

In der Rolle als Hoteldirektor wünscht Peter sich eine gute Zukunft für das Hotel für die nächsten Generationen. Das bedeutet für ihn eine kompetente Weiterführung durch einen klugen Nachfolger.

In der Rolle als Vater, Schwiegervater und Großvater will er Marie und Herbert mit Ludwig und Markus eine gute Lebensgrundlage geben und ihnen den Weg gut bereiten. „Wenn meine Kleinen lieber andere berufliche Wege gehen wollen, dann ist mir das Glück meiner Enkel wichtiger als die Tradition." sagt Peter und zögert etwas „Naja … schön wär's schon…"

In der Identität als (Ehe-)Mann: „Wer bin ich denn, wenn ich nichts mehr zu sagen habe? Hildegard kennt mich nur als den großen, starken Macher. Sie hat mir immer gesagt, wie sehr sie die Power liebt, die ich von meinem neapolitanischen Vater habe. Vielleicht will sie mich nicht mehr so wie jetzt, wenn ich nur noch meine grauen Haare zähle… Und außerdem fällt mir spätestens nach drei Tagen die Decke auf den Kopf, wenn wir beiden 24 Stunden täglich zusammen sind." In der Rolle als Mann will er seine Frau lieben, ohne sich von ihr eingeengt zu fühlen. Er befürchtet, dass das Loslassen der Hotel-Verantwortung das Rollenverständnis zu Hause auf den Kopf stellen könnte.

Und in seinem Freundeskreis hat er gesehen, wie seine Freunde damit zu kämpfen hatten, dass sie auf einmal nicht mehr „wichtig“ waren. „Ich will doch meine Rolle als Freund, als geachtete Respektsperson mit Macht und Ansehen nicht verlieren.“

Peter führt – begleitet durch die Mediatorin – den ersten Teil einer OnePartyMediation (=Mediation mit einer Person) mit diesen vier inneren Rollen-Konfliktpartnern durch. Er wählt für jede der vier Rollen ein Symbol, das er am Wegesrand findet.

Einzelbetrachtung der vier Rollen in der OnePartyMediation:
Für den Direktor wählt er ein Eichenblatt, das sich flexibel dem Markt anpasst und sich unterstützend hinter seine Mitarbeiter stellt. Für den Vater, Schwiegervater und Großvater wählt er ein Stück Baumwurzel, für den Freund einen rauen, kantigen Stein: „Ich werde immer authentisch bleiben und sagen, was ich denke, auch wenn ich damit anecke.“ Und für den Ehemann wählt er – schmunzelnd – einen sehr großen, langen Tannenzapfen. Durch die Rollenklarheit für jede einzelne der vier Rollen entsteht eine ganz neue Klarheit. So reduziert er die Komplexität.

Auftragsklärung, Themen, Positionen und Interessen:
Nun spielt er mit der Mediatorin mit jedem inneren Konfliktpartner die ersten Phasen der Mediation durch. Peter Leone stellt jeder seiner Rollen die Frage der Auftragsklärung. „Was ist Dein Klärungsziel? Wo willst Du hin?“ Direktor, (Groß-)Vater, Ehemann und Freund wollen einen für alle vier Rollen passenden Weg finden, die nächsten Jahre in Würde zu erleben. Während er die vier Symbole abwechselnd in der Hand hält, fängt er plötzlich an zu lachen. „Wenn mich jemand so sehen würde, wie ich hier mit diesem Eichenblatt spreche…“ Er erkundet seine eigenen Interessen: Was ist mir in der Rolle als Direktor, als (Groß-) Vater, Ehemann und Freund eigentlich wichtig? „Kein Direktor mehr sein bedeutet vielleicht: Ich bin gar nicht mehr ich, “überlegt Peter. „Ja, ich werde wohl eine neue Identität für mich finden müssen.

Verdammt – warum ist alt werden eigentlich so schwer?“ Leone geht ein paar Minuten schweigend weiter… Plötzlich hüpft er wie ein kleiner Junge: „…Und auch wieder nicht. Jetzt bin ich noch jung genug, um ein neues Leben zu beginnen." Er blinzelt die Mediatorin an: „Was meinen Sie?“ und korrigiert sich: „Ach, pardon, ich hätte es beinahe vergessen: Sie sind ja nicht hier, um sich ein Urteil zu bilden – Sie sind ja dazu da, dass ich … mir …meine… eigene“ (Dabei spricht er die vier Worte sehr bewusst und einzeln aus.) „Meinung bilde…“ Und plötzlich bleibt Peter abrupt stehen: „Ich glaube, ich habe gerade zum ersten Mal verstanden, wie Mediation funktioniert. Sie unterstützen uns dabei, dass wir unseren ureigenen Leone-Weg finden, stimmt‘s?“ Mit dieser Vorbereitung freut er sich auf das Mediationsgespräch mit der Familie – und verabschiedet sich nachdenklich bis zuversichtlich von der Mediatorin.

Wenn es zusätzlich zu den Konflikten zwischen den Beteiligten (interpersonelle Konflikte) ausgeprägte (Rollen-)Konflikte in den Beteiligten (intrapersonelle Konflikte) gibt, ist eine OnePartyMediation zur Vorbereitung der Mediation mit den anderen Mediationsbeteiligten ein kostbares Instrument. Da Menschen in Familienunternehmen immer zugleich Mitarbeitende und Familienmitglieder sind, sind die intrapersonellen (Rollen-)Konflikte hier oft besonders ausgeprägt. Die OnePartyMediationen können von der Mediatorin geführt werden, die anschließend auch die Mediation begleitet. Sie können stattdessen auch von einer zweiten Mediatorin geführt werden. Die Entscheidung darüber hängt von vielen Faktoren ab.

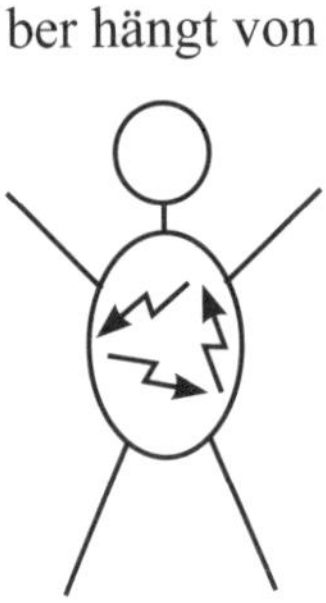

Intrapersonale Konflikte

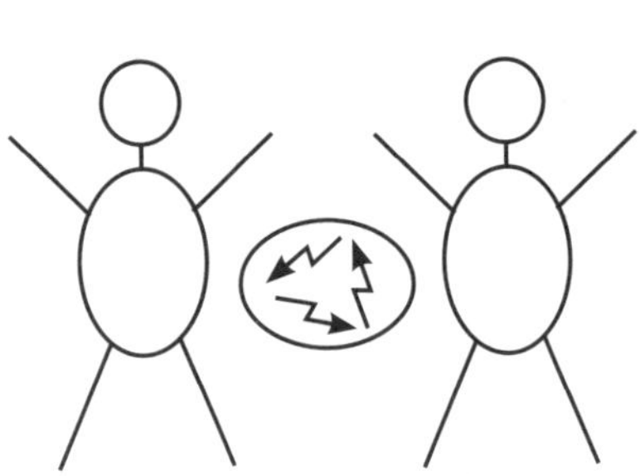

Interpersonale Konflikte

Die OnePartyMediation mit Herbert

Auch mit Herbert macht die Mediatorin einen solchen Spaziergang. In gleicher Weise fragt sie nach seinen Wünschen. Und auch Herbert findet mehr als einen inneren Konfliktpartner:

Er möchte ein guter Vater für Ludwig, seinen Erstgeborenen, sein. Nach dem Tod der Mutter bei Ludwigs Geburt dachte Herbert, die Welt würde untergehen. Die Babyjahre mit Ludwig wird er nie vergessen.

Aber er möchte auch ein guter Mann für Marie sein. Allein das sind eigentlich mindestens drei Rollen: Gesprächspartner, Geschäftspartner und Liebender. Ihre Liebe wird durch den pubertierenden Ludwig, den nachts mit nasser Hose aufwachenden Markus, die Engpässe im Hotel und die Konflikte in der Familie intensiv beansprucht. Schon viel zu lange haben sowohl die vertrauten Gespräche, vor allem aber auch die körperliche Nähe gelitten.

Dazu kommt die Rolle als Vater für Markus. Herbert hat die Sorge, Ludwig und Markus nicht gleich zu behandeln. Macht der Kleine vielleicht deshalb wieder nachts ins Bett, weil Herbert sich nicht genügend kümmert? Der Junge braucht ihn jetzt ganz besonders.

In der beruflichen Rolle möchte Herbert jetzt endlich durchstarten. Im Studium hat er so viel über gute Hotelführung gelernt. Seit zwölf Jahren verspricht Peter immer wieder aufs Neue, dass die Hotelführung auf ihn als Schwiegersohn übertragen werden soll. Mittlerweile glaubt Herbert fast nicht mehr, dass es überhaupt irgendwann passiert. Das ist sein wichtigster Punkt: „Ich will endlich Entscheidungen treffen! Das Hotel braucht frischen Wind! In den sechziger Jahren hat Peter Großartiges geleistet. Aber jetzt verschlafen wir hier das 21. Jahrhundert! Wir haben noch nicht einmal in jedem Zimmer Internetanschluss!“

Die Vorbereitung mit den anderen Familienmitgliedern

Die Gespräche mit den anderen Familienmitgliedern sind etwas kürzer. Die anderen erleben sich zunächst vor allem als Wegbegleiter in der unklaren Situation zwischen Peter und Herbert. Sie wünschen sich vor allem, dass der seit zwölf Jahren herrschende Schwebezustand ein gutes Ende findet. Die Gespräche mit der Familie finden zum Teil persönlich, zum Teil telefonisch statt. Da Hildegard sich schon vor vielen Jahren aus dem Hotel weitgehend zurückgezogen hat und nur noch sporadisch aushilft, hat das Thema für sie vor allem als Ehefrau, Mutter und Großmutter Brisanz. Marie teilt mit, dass sie sich bisher nicht für die Rolle als Hotelerbin und Direktorin interessiert habe. Sohn Markus war klein und brauchte sie sehr. Außerdem lernte sie bisher noch für die letzten Prüfungen ihres Psychologiestudiums, das sie gerade abschloss. Sie vereinbarte mit der Mediatorin, sich für die Frage einer eventuell verstärkten Mitwirkung im Hotel ein Coaching bei einem Berufscoaching-Spezialisten zu gönnen.

Die Mediation mit der ganzen Familie

An der Mediation nehmen teil: Hoteldirektor Peter Leone und seine Frau Hildegard (73 und 71 Jahre), ihre erste Tochter Marie Leone (39 Jahre) mit Ehemann Herbert Kraser-Leone (45 Jahre) sowie die zweite Tochter Susanne Mancini, geb. Leone, die seit Jahren als Lehrerin in der Nachbargemeinde arbeitet und noch nie Interesse am Hotel gezeigt hatte.

Die Phase I - Auftragsklärung

Gemeinsam erarbeiten sie im ersten Termin ein Klärungsziel für die Mediation. Jeder nennt hier seine Klärungswünsche und -ziele zunächst unsortiert. Gemeinsam erarbeiten sie mit Laptop, Beamer und Humor, welche Themen wie zusammengehören. Die Mediatorin schiebt nicht nur die Worte am Beamer hin und her. Sie unterstützt die ganze Familie dabei, genau die Basis zu erarbeiten, die die anschließende Klärung braucht. Für jemanden, der nicht anwesend ist, während die Sätze entstehen, sehen die Worte banal aus. Für diejenigen, die ihre Anliegen, ihre Zukunft, und die Zukunft der Angehörigen in diese Sätze gebracht haben, entsteht eine ganz neue Klarheit. Gemeinsam entscheiden sie, dass Markus und Ludwig alt genug sind, um sich auch etwas wünschen zu dürfen. Die Jungen werden einmal kurz dazu geholt. Peter erklärt den Kindern, dass alle Familienmitglieder sich etwas voneinander gewünscht haben und dass auch sie sich etwas wünschen dürfen. Ludwig wünscht sich eine „gechillte Stimmung“ im Hotel und vor allem „kein Stress mehr zwischen Opi und Herbert.“ Markus: „Ich will mit Opi spielen.“ Der Blick auf die junge Generation gibt den Klärungszielen für den morgigen Tag noch eine neue Komponente. Am weiteren Verlauf nehmen zwar nur die Erwachsenen teil, aber die Wünsche der jungen Generation nehmen sie mit.

Das Feedback zum ersten Tag

„Jetzt habe ich die begründete Hoffnung, dass unser Thema nach zwölf Jahren endlich geklärt werden kann.“ (Herbert) „Die klare Struktur tut gut und gibt Sicherheit.“ (Marie). „Wir haben ein gutes Ziel für morgen.“ (Peter) „Dem schließe ich mich an.“ (Hildegard) „Ich auch.“ (Susanne)

Die Phasen II und III - Informationen, Positionen und Interessen

Im zweiten Termin tauschen sich alle über ihre Ziele aus. Sie sagen, was ihnen auf dem Herzen liegt. Sie sagen, wofür ihnen was wichtig ist. Und sie sind überrascht, was die anderen wirklich wollen. Susanne wünscht sich sehnlich, dass sie endlich wieder mit allen zusammen Weihnachten und andere Familienfeste feiern kann wie früher. „Ich habe schon angefangen, meine Schüler in der Schule schlecht zu behandeln, weil mir der Unfrieden bei Euch so in den Knochen sitzt.“ Marie teilt mit, dass sie schon nach Wohnungen in Berlin geschaut hat, um mit Herbert wegzuziehen, weil sie sich Frieden wünscht. Herbert erklärt, dass er sich vorkommt wie ein Esel, dem man vor zwölf Jahren eine Möhre vor die Nase gehängt hat: „Ich will Verlässlichkeit und Sicherheit. Ich möchte wissen, worauf ich mich verlassen kann.“ Peter versteht. Er fühlt auf neue Weise, wie wichtig die Sicherheit und Klarheit für die Zukunft seines Schwiegersohns ist. Marie hält sich zuerst sehr zurück. Hildegard fragt sie: „Mein Töchterchen, was willst du eigentlich machen, wenn dein Studium fertig und Markus etwas größer ist?“

Phase IV – Ideen und Lösungsfindung

So erzählt Marie von ihrem Berufscoaching. „Ich habe ja immer gesagt. Ich finde das Hotel doof. Aber ich weiß jetzt: Das waren noch Pubertätsreste. Ja, auch wenn ihr jetzt geschockt seid: Ich würde gern langfristig eine Aufgabe im Hotel übernehmen. Ich habe Papa immer bewundert, wie er seine Donnerstagsmeetings macht und unsere Mitarbeiter wie eine große Familie behandelt. Die Personalverantwortung würde mir sehr gefallen.“ Marie führt aus, wie sie sich das vorstellen könnte. Peters Augen werden feucht. Er spürt, dass er immer gehofft hat, seine Tochter würde sich für das Hotel interessieren. „Ich glaube, ich weiß jetzt, warum ich so lange gezögert habe. Vielleicht habe ich immer geahnt, dass Marie ihr Interesse eines Tages entdecken würde. Und ich wollte doch nicht, dass es dann zu spät ist.“ Herbert nimmt seinen Schwiegervater und Marie in den Arm: „Ihr denkt jetzt vielleicht, dass ich wie vom Donner gerührt bin. Aber das ist nicht so. Seit Markus geboren ist, sind Marie und ich in eine komische Schräglage gerutscht, die mir gar nicht so gut gefällt wie unsere partnerschaftliche Zusammenarbeit früher.“ Herbert spricht über sein Verständnis von Partnerschaft. Er findet es für das Familienunternehmen und für seine Ehe fairer und passender, das Hotel gemeinsam zu leiten. Sie werden gemeinsam mit dem Rechtsanwalt und dem Steuerberater der Familie eine Ausgestaltung der gemeinsamen Hotelleitung erarbeiten.
Während sie mit den Beratern an der Lösung feilen, reift in Peter ganz

allmählich eine Idee. „Ich glaube, ich bin im Alter von 73 gerade noch jung genug, etwas Neues zu beginnen.“ Peter zögert einen Moment, bevor er weiterspricht. „Ich möchte einen Mediationskurs belegen. Ich habe jetzt zwölf Jahre lang intensivste Erfahrung mit Konflikten gesammelt. Ich kann von mir zu Recht behaupten, ein echter Experte darin zu sein, wie man es nicht machen sollte...“ Peter lacht so ergreifend über sich selbst, dass die ganze Familie einstimmt.
„Vielleicht kann ich andere Unternehmer davor bewahren, es mir gleich zu tun. Außerdem will ich lernen, wie man Konflikte gut löst. Vielleicht spezialisiere ich mich auf das Thema Unternehmensnachfolge?“ Susanne bleibt der Mund offen stehen. Sie umarmt ihren Vater. „Papi, für mich bist Du der unglaublichste Vater der Welt!“

Phase V – Eklat bei der Abschlussvereinbarung

An der detaillierten Klärung, wann Herbert das Hotel übernimmt, wie die finanziellen Aspekte aussehen werden und welche Unterstützung Herbert und Marie sich von Peter für die Übergangszeit wünschen, feilen Peter, Herbert und Marie mit den Beratern sorgfältig. Der Steuerberater will unbedingt, dass eine Klausel für eine etwaige Scheidung eingebaut wird. Die Familie weigert sich hartnäckig. Als der Steuerberater mitteilt, dass er dieses Verhalten der Familie verantwortungslos finde und ohne eine solche Klausel nicht bereit sei, mitzuwirken, kommt es zum Eklat.
Peter entzieht, nach Rücksprache mit Herbert und Marie, dem Steuerberater das Mandat. Sie wollen mit ihm auch keine Mediation. Marie: „Unsere Werte sind so verschieden. Er versteht unsere Familienkultur einfach nicht.“ Gemeinsam mit einem anderen Steuerberater und Freund der Familie entsteht ein Übergabevertrag.

Die Zeit nach der Mediation – Evaluation und Qualitätssicherung

In den ersten Monaten nach Übergabe des „Goldener Teller“ geht noch einiges durcheinander. Jeder bewältigt die Umstellung auf seine Weise. Herbert und Marie finden ihre neuen Rollen. Mit großem Enthusiasmus stürzt sich Peter zunächst in seine Mediationsausbildung. Er liest alles, was er zum Thema finden kann und trifft sich dreimal wöchentlich mit seinen Übungsgruppen. Das getrocknete Eichenblatt begleitet ihn als Lesezeichen von seinem Beruf als Direktor zu seiner neuen Berufung Mediation und in einen neuen Lebensabschnitt. Es dauert fast ein halbes Jahr, bis Peter merkt, dass auch Freizeit erfüllende Seiten haben kann. Jetzt macht er täglich ausgedehnte Spaziergänge – mal allein, mal mit Hildegard, mal mit seinen Freunden – und besonders gern mit seinen Enkeln. Seinen ersten Fall als Co-Mediator begleitet er nach einem halben Jahr. Hier merkt er, wie schwer es ihm zu Beginn noch fällt, den Unternehmer, einen 68-jährigen Fabrikanten, nicht mit den Ratschlägen seiner eigenen Historie zu überschütten.
Alle sind besonders glücklich über Peters Entscheidung für eine Mediationsausbildung. Denn Peter lernt blitzschnell zwischen unerwünschter Einmischung und großartiger Unterstützung zu unterscheiden. In der Rolle als Großvater und in der Rolle als Mentor für Herbert und Marie fühlt Peter sich verblüffend wohl.
Peter erzählt in der Evaluation wie der kleine Markus vor Vergnügen juchzt, wenn er zum zwanzigsten Mal in die Luft geschleudert wird. „Nochmal!“ Hinter Peter Leones dicken Brillengläsern spiegelt sich das Lachen seines Enkels. „Opi – ich möchte nochmahal!“ Nach weiteren zwanzig Luftsprüngen erhebt sich der Hoteldirektor a.D. und nimmt den kleinen Wildfang bei der Hand. Er zeigt ihm die großen Bäume hinter dem Hauptgebäude. Er erzählt ihm, dass die Bäume kleiner als Markus waren, als Peter sie 1960 pflanzte. „Werde ich dann auch mal so groß wie die Bäume?“ Peter nimmt Markus auf die Schultern: „Du wirst bestimmt mal größer als ich!“ Jetzt ist Donnerstag Enkel-Tag – und Peter Direktor a.D.

Herbert teilt mit, wie sehr er es genießt, Peter immer wieder um Rat zu fragen.
Daraufhin teilt Peter mit, dass er sich inzwischen übrigens auch mit dem Steuerberater versöhnt habe. „Ich habe ihn gefragt, wofür ihm das wichtig war, uns eine Scheidungsvereinbarung zu verpassen. Und dann hat er mir traurig erzählt, dass seine Frau ihn damals gerade verlassen hatte. Davor wollte er uns beschützen."
Peter berichtet von seinen ersten Erfahrungen als Co-Mediator. Seine Kunden finden seine Begleitung sehr wertvoll. Sie lassen ihn ihre Wertschätzung spüren. Sie zeigen ihm, dass es ihnen geht wie Peter damals. Sie wollen ihren eigenen Weg finden: Genau wie Peter Leone – und doch ganz anders.

Akademie von Hertel
Anita von Hertel
Wellingsbüttler Weg 108
22391 Hamburg
Tel.: 040 / 5367911
Fax: 040 / 5367990
E-Mail: anita@vonhertel.de
www.vonHertel.de

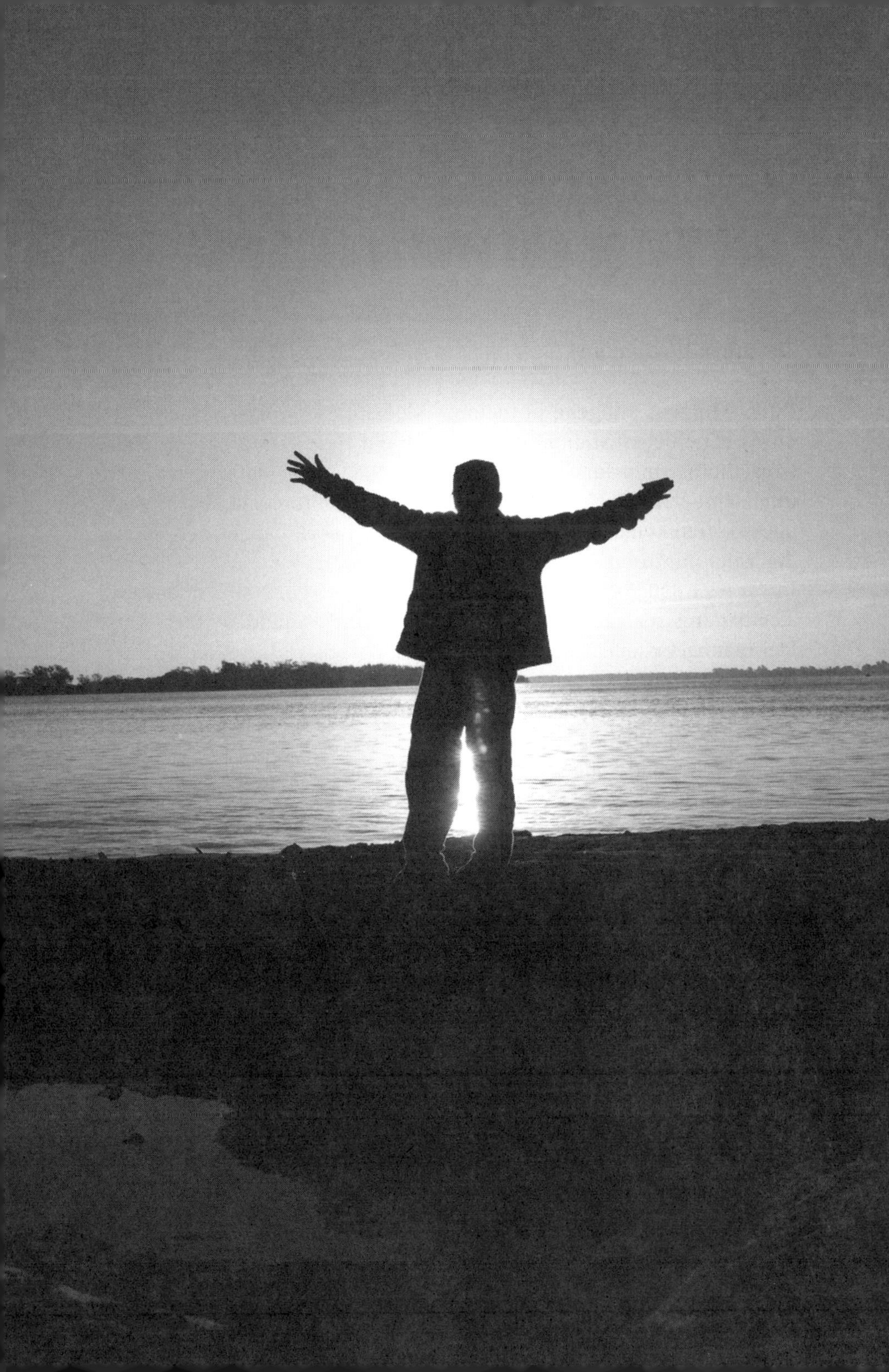

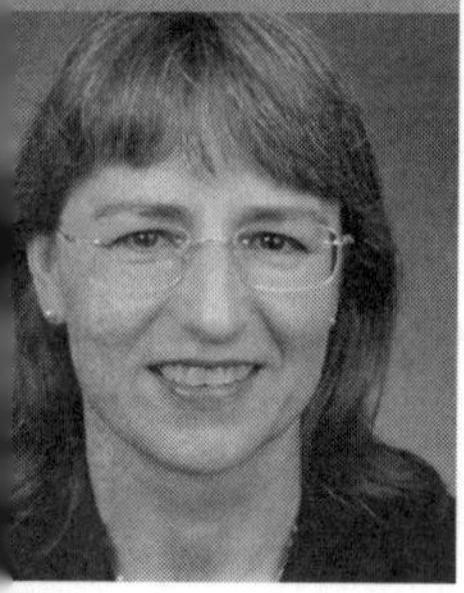

Vater auf Freiersfüßen

Dorothea Lochmann

Eines Morgens klingelte in meinem Mediationsbüro das Telefon: Mit etwas zögerlicher Stimme meldete sich ein Herr A und bat um einen Mediationstermin für sich, seinen Vater und seine Schwester. Es sei ihm ziemlich peinlich, aber sie hätten familiäre Probleme, die sie nicht allein klären könnten, und sie stünden zudem noch unter Zeitdruck, da der Vater im Ausland lebe und nur zu Besuch hier sei.
In der nächsten Woche kamen die drei dann auch zur ersten Sitzung, in sichtbar angespannter Stimmung, und nahmen am runden Tisch Platz: Der braungebrannte Vater mit recht entschlossener Miene, die Tochter, die offensichtlich vor kurzem noch geweint hatte, und der Sohn, der nervös mit dem Bein wackelte.
Nach meinen einleitenden Erläuterungen zum Mediationsverfahren begannen Vater und Sohn sogleich die Geschichte ihres Familienkonflikts zu schildern.

Der Vater

Der 68-jährige Vater, Herr A sen., war beherrschender Gesellschafter eines Familienbetriebes in Form einer GmbH. Bis zum Tod seiner Frau vor drei Jahren lebte er mit der Familie seines Sohnes im eigenen Haus unter einem Dach. Der Sohn arbeitete, ebenso wie seine Ehefrau und seine Schwester, in dem Familienbetrieb in derselben Kleinstadt. Nach dem Tod seiner Frau hatte der Vater seine Mitarbeit in dem Betrieb eingestellt und sich nach mehreren längeren Urlauben auf die Philippinen zurückgezogen, wo es ihm mit seiner Rheumaerkrankung schon bald gesundheitlich viel besser ging. Vor einem Jahr hatte er in der Nähe von Manila ein Haus gemietet und wohnte seitdem dort mit einer 27-jährigen Philippina zusammen, die kein Deutsch und nur wenig Englisch sprach.

Vor zwei Wochen war Herr A sen. nun zusammen mit seiner Partnerin nach Deutschland gereist, ungeachtet der Einwände seiner Kinder. Damit hat er große Empörung ausgelöst. Der Sohn und die Tochter hatten den persönlichen Kontakt zu ihm stark eingeschränkt, während er sich mit seiner Partnerin in ein Hotel einquartiert hatte und mit ihr Ausflüge in die nähere und weitere Umgebung unternahm.

Mediationsthemen und Wünsche

Herr A sen. nannte als für ihn wichtige Mediationsthemen:
Selbstbestimmung: Er will selbst über sein Leben verfügen, dazu gehört auch die Frage, wo er mit wem zusammenlebt.
Finanzielle Unabhängigkeit: Er will finanziell unabhängig bleiben.
Familienfrieden: Er will der Familie nicht schaden und mit seinen Kindern wieder an einem Tisch sitzen.

Die Tochter

Die Tochter, Frau B (36), erzählte unter Tränen, wie sie sich von der Situation überrumpelt fühlte und wie unangenehm ihr die Gegenwart der jungen Frau zusammen mit ihrem Vater war. Sie habe den Tod der Mutter noch längst nicht verkraftet und sei schockiert über den Lebenswandel ihres Vaters. Auch im Betrieb würde ihr der Vater manchmal fehlen, mit seiner Autorität und Lebenserfahrung. Es sei bisher unmöglich gewesen, in Ruhe miteinander zu sprechen, jeder Versuch habe mit Geschrei und Tränen geendet.

Mediationsthemen und Wünsche

Finanzielle Unabhängigkeit: Sie wünscht sich, finanziell unabhängig vom Vater zu sein.
Gesellschaftliche Anerkennung: Sie wünscht sich, einen respektablen Platz im Arbeits- und Gesellschaftsleben einnehmen zu können.

Familienleben: Als alleinerziehende Mutter eines neunjährigen Sohnes braucht sie den Zusammenhalt der Familie und bedauert, dass ihr Sohn nun ohne Großeltern aufwachsen müsste.

Der Sohn

Der Sohn, Herr A jun. (39), lebte mit seiner Frau und den drei Kindern im Hause seiner Eltern. Er hatte die größten Schwierigkeiten mit der Beziehung seines Vaters zu der jungen Philippina. Wenn sich sein Vater ausleben wolle, dann doch aber nicht in Deutschland, wo es die Verwandten und Freunde der Familie mitbekämen und schließlich auch die Geschäftswelt, in der man sich bewegte. Sein gesamtes bisheriges Berufsleben habe er dem Familienbetrieb gewidmet und nun habe er jedes wirtschaftliche Sicherheitsgefühl verloren. Er befürchtete, dass sein Vater sich sogar mit dem Gedanken tragen könnte, früher oder später eine Philippina zu heiraten und diese käme dadurch dann in den Besitz von Gesellschaftsanteilen ihres Familienbetriebs. Bis zum Tod der Mutter habe der Zusammenhalt und die Harmonie in der Familie für alle an oberster Stelle gestanden und er wünsche sich inständig, die Beziehungen wieder zu verbessern.

Mediationsthemen und Wünsche

Finanzielle Sicherheit: Der Betrieb soll geschützt sein, für den Fall einer Wiederverheiratung des Vaters.
Gesellschaftliche Anerkennung: Er wünscht sich vom Vater Rücksichtnahme bei seinen Heimatbesuchen.
Familienfrieden: Die Verständigung untereinander soll wieder besser werden und der Vater wieder mehr Interesse für seine Kinder und Enkel zeigen.

Optionen und Vereinbarungen

Aus den einzelnen Themen wurden anhand der geäußerten Bedürfnisse gemeinsame Optionen entwickelt. Es bestand Einvernehmen, dass sie sich auf den – durchaus schwierigen – Weg machen wollten, etwas von dem früheren gemeinschaftlichen Familienleben wiederherzustellen. Frau B und Herr A jun. wollten versuchen, dem Vater zuzugestehen, seinen Lebensabend nach eigenen Vorstellungen zu gestalten. Der Vater akzeptierte, in der nächsten Zukunft nur allein nach Deutschland zu kommen. Die Familie vereinbarte einen gemeinsamen Besuch beim Notar, um zu klären, ob den Kindern über einen Erbvertrag Sicherheit im Hinblick auf den Familienbetrieb geschaffen werden könnte. Der Vater erklärte, er sei damit einverstanden, einen solchen Vertrag ins Auge zu fassen. Auf seine Gesellschaftsanteile wolle er aber derzeit nicht verzichten, weil er sich finanziell seinen Kindern nicht ausliefern wolle. Es wurde jedoch die Idee entwickelt, den Gesellschaftervertrag so zu ändern, dass der Vater zwar seine Anteile behielt, wichtige Entscheidungen jedoch nur noch im Einvernehmen getroffen werden könnten. Damit zeigten sich, nach zwei langen und anstrengenden Mediationssitzungen, alle zufrieden.
Beim nächsten Besuch am Jahresende soll dann eine abschließende Regelung getroffen werden, und es ist vielleicht sogar möglich, wieder einmal gemeinsam Weihnachten zu feiern.

Mediationsbüro Lochmann
Dorothea Lochmann
Siesmayerstr. 23
61118 Bad Vilbel
Tel.: 06106 / 582729
Fax: 06106 / 582729
E-Mail: info@dorothea-lochmann.de
www.dorothea-lochmann.de

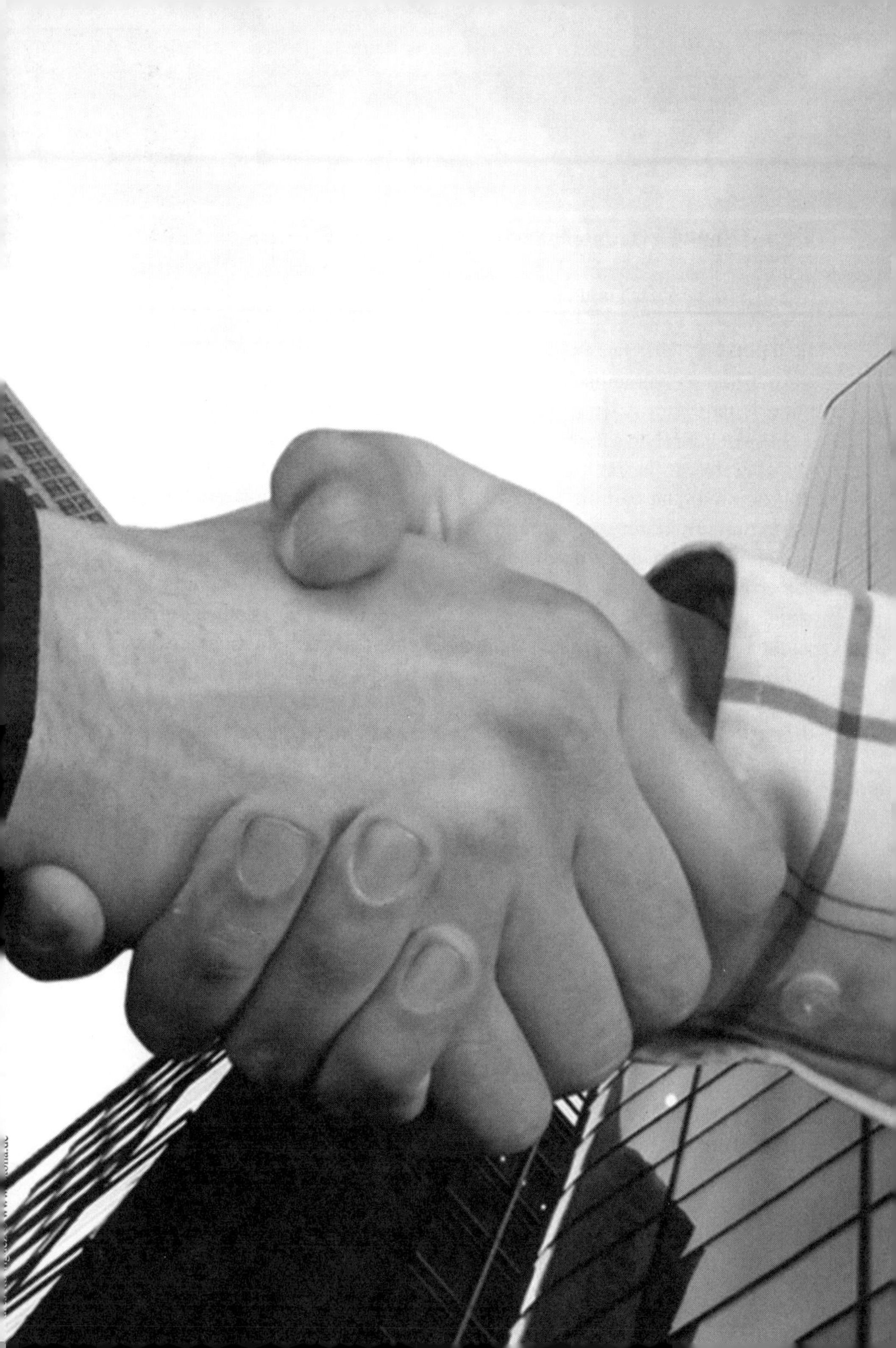

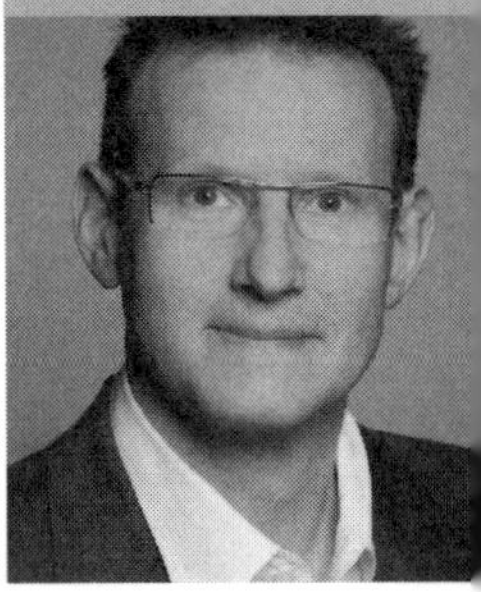

Freunde gründen eine Firma

Gesellschafter trennen sich

Dr. Hansjörg Schwartz

Für meinen Beitrag zum vorliegenden Buch habe ich einen Fall ausgewählt, der aus verschiedenen Gründen bemerkenswert ist.
Die Beteiligten an dem Konflikt haben sich freiwillig dazu entschlossen, den Versuch zu machen, eine Lösung im Wege der Mediation zu erarbeiten. Rückblickend stellt sich die Frage, ob nicht ein anderes Verfahren, z.B. ein Einzelcoaching die Methode der Wahl gewesen wäre. Vielleicht war es aber gerade die Anwesenheit des Konfliktpartners während der Interessenklärung, die den Erfolg letztlich möglich gemacht hat. Der Impuls für die Auflösung maßgeblicher Blockaden ging aus der intensiven Selbstklärung eines der beiden Beteiligten hervor. Diese versetzte ihn dazu in die Lage (empowerte ihn), die in dem Konflikt gebundene Energie genau dahin zu kanalisieren, wo sie hingehörte, und sie letztendlich positiv zu nutzen.

Dieser Aspekt des Verständnisses, nämlich für die eigenen Beweggründe und Motive, wird im Vergleich zum wechselseitigen Verständnis als Quelle für Veränderungsmöglichkeiten häufig unterschätzt. Ausschlaggebend dafür ist die Annahme, dass die Ursache von Konflikten regelmäßig darin liegt, dass die Beteiligten sich nicht ausreichend über die individuellen Interessen austauschen sondern auf der Positionsebene miteinander verhandeln. Ähnliche Prozesse gelten jedoch für die Auseinandersetzung mit sich selbst. Eine differenzierte Selbstklärung ist anspruchsvoll und ohne externe Unterstützung häufig unmöglich, gleichzeitig aber notwendige Voraussetzung für eine Veränderung der Konfliktebenen. Ein weiteres Phänomen, welches im Rahmen des zugrundeliegenden Falles spürbar wurde, ist die besondere Bedeutung der Sprache und ihrer feinen Nuancen für die Mediation. Doch nun zum Fall.

Zwei Freunde hatten Anfang der achtziger Jahre eine kleine Softwareentwicklungsgesellschaft in der Schweiz gegründet. Schon früh fand eine Spezialisierung auf Anwendungen für Krankenhäuser statt. Aufgrund innovativer Produkte verbunden mit praxisnahen Trainingsangeboten konnte die Firma ihren Kundenstamm kontinuierlich ausbauen. Mitte der neunziger Jahre hatte das Unternehmen bereits 50 Mitarbeiter. Der größte Entwicklungsschritt wurde 2001 vollzogen. Die beiden Gründer hatten erkannt, dass die Zukunft der Softwarebranche in umfassenden Service- und Wartungsangeboten für die Kunden liegt. In mehreren Stufen wurde das Unternehmen entsprechend ausgerichtet. Durch eigenes Wachstum sowie verschiedene Zukäufe stieg die Zahl der Mitarbeiter auf 350 an. Das Management bestand aus sechs gleichberechtigten Gesellschaftern, die über ähnliche Anteile an der Firma verfügten. Aufgrund der Diversifizierung übernahmen die Gesellschafter unterschiedliche Aufgaben, wobei einer der beiden Firmengründer, Herr Bär, zum geschäftsführenden Gesellschafter mit überwiegend repräsentativen Aufgaben gewählt wurde. In jüngster Zeit hatten sich nun Unstimmigkeiten zwischen einem anderen der Gesellschafter, Herrn Aumüller, und Herrn Bär gehäuft.

Diese zogen zunehmend weitere Kreise und führten dazu, dass die Gesellschafterversammlungen immer ineffektiver verliefen und zuletzt sogar ergebnislos abgebrochen wurden. Um ernsthaften Schaden von dem Unternehmen abzuwenden, akzeptierten Herr Bär und Herr Aumüller den Vorschlag der Gesellschafterkollegen, eine Klärung ihres Konfliktes durch ein Mediationsverfahren herbeizuführen. In der ersten Sitzung wurden als Hauptziele der Mediation die Verbesserung des Umgangs miteinander sowie die Klärung der individuellen Verantwortlichkeiten im Unternehmen vereinbart. In der Themensammlung nannte Herr Aumüller neben anderen Aspekten das Thema „Ausscheiden meiner Tochter aus der Firma“. Die Beteiligten einigten sich darauf, mit diesem Punkt zu beginnen. Es stellte sich heraus, dass die Tochter von Herrn Aumüller in der Marketingabteilung des Unternehmens angestellt worden war. Die ersten Monate verliefen reibungslos. Dann allerdings nahmen die Beschwerden über unkollegiales Verhalten seitens Frau Aumüller zu und schließlich wandte die Abteilungsleiterin sich an Herrn Bär, mit der Bitte, sich der Angelegenheit anzunehmen. Herr Bär wiederum sprach Herrn Aumüller an, der zusagte, mit seiner Tochter zu sprechen. Nachdem in den folgenden Wochen keine Besserung eintrat, nahm die Unruhe in der Abteilung zu und die Rufe nach einer Kündigung wurden lauter. Dies teilte Herr Bär Herrn Aumüller mit und nannte eine Frist von drei Wochen, bis er selber in seiner Funktion als Geschäftsführer tätig werden würde. Nach Ablauf eines Monats bat Herr Bär dann Frau Aumüller zum Gespräch und legte ihr nahe, sich nach einem anderen Arbeitsplatz umzusehen. Zwei Wochen später schied sie aus dem Unternehmen aus.

In der Interessenklärung äußerte Herr Aumüller sehr aufgebracht, Herr Bär hätte niemals seiner Tochter die Kündigung nahe legen dürfen. Auf die Frage, warum es besser gewesen wäre, wenn Herr Bär dies nicht gemacht hätte, antwortete er, dass Herr Bär dadurch eindeutig seine Kompetenzen überschritten habe. Herr Bär blieb seinerseits sehr ruhig und merkte lediglich an, dass er Herrn Aumüller doch zwei Mal aufgefordert habe, sich selber um die Sache zu kümmern. Dies bestätigte er seinerseits und wiederholte dennoch, Herr Bär hätte nicht von sich aus auf die Trennung hinwirken dürfen. Ich stellte daraufhin erneut die Frage, warum es besser gewesen wäre, wenn Herr Bär das nicht getan hätte. Nach kurzem Nachdenken entgegnete Herr Aumüller, dass er dann den Vorgang hätte regeln können. Auf die Frage, warum es besser gewesen wäre, wenn er den Vorgang hätte regeln können und nicht Herr Bär folgte wiederum eine Pause. Dann antwortete Herr Aumüller „Nachdem es in der Abteilung mit meiner Tochter nicht klappte, war mir klar, dass ich mich um die Angelegenheit kümmern muss. Ich bin ja schließlich der Vater und habe gleichzeitig die Verantwortung für das Unternehmen. Ich hab's dann immer weiter rausgeschoben und als Herr Bär dann Nägel mit Köpfen gemacht hat, war die Gelegenheit, meiner Verantwortung gerecht zu werden, vertan. Eigentlich habe ich mich über mich selber geärgert, dass ich nicht gleich tätig geworden bin.“ Damit war das Thema erledigt und ich hatte den Eindruck, dass die Herren ganz entspannt ihrer Wege gingen.

Umso überraschter war ich, als die Atmosphäre zu Beginn der nächsten und voraussichtlich letzten Sitzung spürbar angespannt war. Der Grund dafür wurde schnell klar. Herrn Bär berichtete, dass ihm zu Ohren gekommen war, dass Herr Aumüller hinter seinem Rücken gegen ihn intigriere und offensichtlich darauf hinwirke, ihn bei der nächsten Gesellschafterversammlung als Geschäftsführer ablösen zu lassen. Herr Aumüller winkte ab und sagte, es ginge lediglich darum, die Verantwortungsbereiche klar zu definieren und was sonst passieren würde, müsse man halt sehen.
Diese Aussage stellte Herrn Bär zwar nicht zufrieden, er erklärte sich aber dennoch oder gerade deswegen dazu bereit, das Thema „Umgang miteinander“ zu besprechen. Diese Entscheidung sollte sich in der Folge als sehr weitsichtig entpuppen. Die Interessenklärung begann recht zäh und drehte sich im Kern um das Gefühl von Herrn Aumüller, von Herrn Bär nicht mit dem angemessenen Respekt behandelt zu werden. Dies sowohl im schriftlichen Austausch, vor allem per mail, als auch im persönlichen Gespräch. Auch in dieser Phase des Verfahrens verhielt sich Herr Bär ausgesprochen kontrolliert und ruhig und ging auf verschiedene Provokationen von Herrn Aumüller nicht ein. Ganz im Gegenteil machte es den Anschein, als versuche er wirklich nachzuvollziehen, was in seinem Gegenüber vorging. Nachdem Herr Aumüller eine gute halbe Stunde ausgeführt hatte, was ihm bezogen auf den Umgang miteinander wichtig ist, schaltete sich Herr Bär ein und fasste das Gesagte wie folgt zusammen: „Wenn ich das alles richtig verstehe, dann ist es Dir wichtig, von mir als gleichberechtigter Partner ernstgenommen zu werden.“ Dieser Satz war in der Folge der Ausgangspunkt für die Auflösung des Konfliktes, dies allerdings in unvorhersehbarer Art und Weise. Herr Aumüller reagierte auf die Aussage seines Kollegen mit

etwas zögerlichem Nicken und einem mehr oder weniger bestätigenden „Ja, das könnte man so sagen.“ Irgendetwas an dem Zusammenspiel zwischen gesprochenem Wort und dem gesamten nonverbalen Ausdruck schien mir jedoch unstimmig. Das nahm ich zum Anlass, um an dieser Stelle bei Herrn Aumüller noch einmal genauer nachzuhaken. „Wenn Sie das hören, als gleichberechtigter Partner ernstgenommen werden, wie ist das für Sie?“ „Naja, irgendwie ist da schon etwas dran, aber so ganz trifft es den Punkt nicht. Wissen Sie, ich bin jetzt 53 Jahre alt, da passt das Wort „ernstgenommen“ werden einfach nicht mehr und gleichberechtigt sind wir im Gesellschafterkreis schon. Trotzdem merke ich, dass sich in den letzten Monaten etwas verändert hat und ich mittlerweile nicht mehr mit dem Spaß in die Firma komme wie vorher. Wenn ich dann noch eine e-mail von Herrn Bär bekomme, die man eher als Befehl als als Bitte oder Frage verstehen kann, dann ist der Tag für mich gelaufen.“ Ich fasste diese Aussage wie folgt zusammen: „Das heißt also, dass Sie in den letzten Monaten zunehmend mehr Kraft aufwenden müssen, um sich für die Arbeit zu motivieren, und wenn Sie dann in der Firma sind und es passiert etwas, das Sie als Respektlosigkeit empfinden, gibt Ihnen das den Rest.“ „Ja, so kann man das sagen. Auf jeden Fall hat sich etwas verändert und auch wenn ich von Herrn Bär den ganzen Tag nichts mitbekomme, bin ich froh, wenn ich abends wieder ins Auto steige und nach Hause fahre.“ An dieser Stelle bat Herr Aumüller darum, die Sitzung für eine Viertelstunde zu unterbrechen und verließ das Büro. Nach der Pause bat er um das Wort und sagte folgendes: „Vor der Pause hatte ich ja schon ausgeführt, dass ich nicht mehr mit dem Spaß in die Firma komme, wie ich es von mir gewohnt war und wie ich es auch von mir erwarte. Im Verlauf unserer Gespräche, vor allem heute, ist mir klar geworden, dass das mit Herrn Bär eigentlich gar nichts zu tun hat. Ich glaube, ich bin einfach an einem Punkt angekommen, an dem ich mir neue Ziele setzen muss. Dass Herr Bär sich manchmal unglücklich ausdrückt, vor allem in seinen E-Mails, macht er zum einen schon immer und zum anderen bringt das das Fass dann einfach nur noch zum Überlaufen. Das eigentliche Problem ist, dass ich mit meiner Arbeit nicht mehr zufrieden bin und meinen Ansprüchen als Chef, der den anderen mit gutem Beispiel vorangeht, nicht mehr gerecht werde.“ Während dieses Monologs war Herrn Aumüller anzusehen, wie er zunehmend gelöster wurde. Dies unterstrich er mit der Aussage: „Ich weiß jetzt, was ich zu tun habe. Es geht mir nicht mehr darum, dass mich irgendjemand anders ernst nimmt oder gleichberechtigt behandelt, das kann ich nur selber machen und das will ich auch. Es tut mir leid, dass ich so lange gebraucht habe, damit mir das klar wird. Für mich ist der Fall damit erledigt und ich danke Herrn Bär, dass er mir die Gelegenheit dafür gegeben hat.“ Anschließend klappte er seinen Aktenkoffer zu und schickte sich an, aufzustehen.

Ich bat ihn, sich noch einmal kurz zu setzen und alle Beteiligten nahmen sich noch Zeit, für eine Rückschau und das Zusammenfassen der Ergebnisse. Es war wiederum Herr Aumüller, dessen ehrliches Abschlussstatement alle nachdenklich stimmte. Er sagte: „Ich finde es von mir selbst erschreckend, dass ich aus Unzufriedenheit mit mir selbst ein Ventil gesucht habe, an dem ich den Druck ablassen konnte und das war Herr Bär. Ich möchte nicht ausschließen, dass ich mich so verrannt hätte, dass es wirklich zum Bruch gekommen wäre, vielleicht schon bei der nächsten Gesellschafterversammlung. Ich bin Gott froh, dass mir das noch rechtzeitig klar geworden ist. Das hätte ein echtes Debakel werden können. Jetzt ist es natürlich meine Aufgabe, das mit den Leuten, die ich da mit reingezogen habe, zu klären.“

Drei Monate nach dem letzten Gespräch nahm ich noch einmal Kontakt zu den beiden Herren auf. Es stellte sich heraus, dass die Gesellschafterversammlung dazu genutzt worden war, die Kompetenzen des Geschäftsführers zu präzisieren. Herr Aumüller berichtete mir, dass er entsprechend der Ideen aus der Mediation einen Coach gesucht habe. Mit diesem treffe er sich alle zwei Wochen, um seine berufliche Rolle sowie seine Ziele neu zu definieren. Er merke schon jetzt, dass es mit seiner Motivation in der Firma wieder bergauf gehe. Herr Aumüller teilte mir darüber hinaus noch mit, dass er vor vier Monaten dazu bereit gewesen wäre, eine Spaltung im Gesellschafterkreis zu forcieren. Dies hätte dazu geführt, dass sich die Softwareentwicklung sowie Service und Wartung getrennt hätten, was beide Bereiche unter enormen Druck gebracht hätte.

Mir ist der Fall in besonderer Erinnerung geblieben. Er hat mir eindrucksvoll vor Augen geführt, welche verheerenden wirtschaftlichen und persönlichen Auswirkungen es haben kann, wenn die Energie, die in Konflikten gebunden ist, nicht adäquat kanalisiert wird. Die Mediation ist ein sehr effektives Verfahren, um diese Energien „zu sortieren." Grundvoraussetzung dafür ist die Fähigkeit des Mediators, die psychologischen Wirkungen sprachlicher Äußerungen genau zu beobachten und ihnen auf den Grund zu gehen. Hätte ich bei der Äußerung „als gleichberechtigter Partner ernstgenommen werden" nicht nachgehakt, so hätten Herr Bär und Herr Aumüller sich wahrscheinlich auf einen respektvolleren Umgangston geeinigt. Dies wäre rückblickend eine reine Scheinlösung mit aufschiebender Wirkung gewesen.

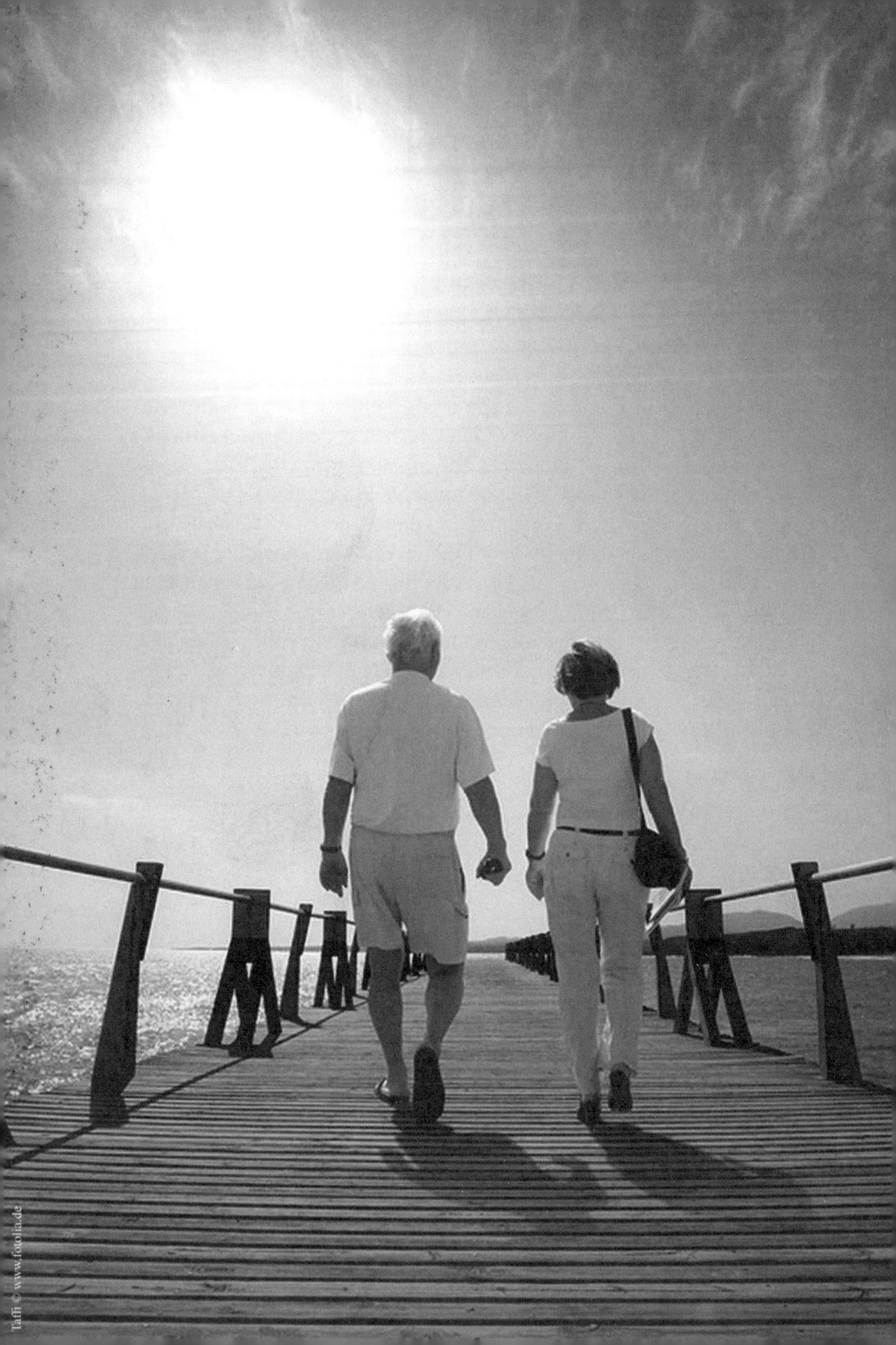

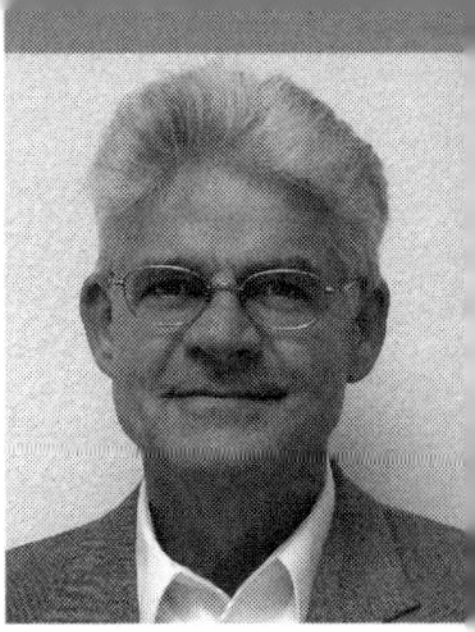

Ich muss nicht der Reichste auf dem Friedhof sein

Den Familienbetrieb klug an die nächste Generation weitergeben

Siegfried Rapp

Beteiligte Personen:

Irmhild L, 64	Senior Chefin
Friedhelm L, 65	Senior Chef
Patrick L, 36	Sohn von Irmhild und Friedhelm, Junior Chef und Geschäftsführer in spe
Hartmut P, 42	Meister, Geschäftsführer in spe
Herta D, 58	seit 25 Jahren im Betrieb
Sandra G, 51	seit 8 Jahren im Betrieb
Manuela I, 38	seit 3 Monaten über Zeitarbeitsfirma im Betrieb alle drei Sekretariat

In diesem Bericht beschreibe ich den Verlauf einer Mediation bei einem Familienbetrieb. Mit Originalzitaten der Beteiligten wird der Gesprächsverlauf vorgestellt. Von der anfänglichen Ratlosigkeit über die Konfliktgespräche bis hin zur originellen Lösungssuche zeigt sich ein spannender Gesprächsprozess. Einige kluge Ideen haben die Zukunft eines Familienunternehmens gesichert.

Telefonanruf

„Ich sehe viel, sage aber nichts mehr," waren die ersten Worte einer sympathischen weiblichen Stimme am Telefon an einem Julivormittag. „Die reden zu wenig miteinander. Mein Mann hat einen Dienstleistungsbetrieb und will nächstes Jahr aufhören. Unser Sohn arbeitet im Betrieb mit. Das ist problematisch. Sie reden nicht genügend miteinander."

Der Impuls zur Mediation geht häufig von einer Person aus, die selbst dem Beziehungsgeflecht angehört und die am stärksten den Veränderungsbedarf spürt.

1. Ausgangssituation

Als Einstieg in das Mediationsverfahren habe ich in Einzelgesprächen die Anliegen der Beteiligten erfragt. Es entwickelte sich schnell eine vertrauensvolle und offene Gesprächssituation. Die Sichtweisen wurden deutlich, Traditionen des Unternehmens wurden klar, Zukunftswünsche wurden ausgesprochen.
Eine gründliche Bestandsaufnahme der aktuellen Situation der Personen und der betrieblichen Organisation ist das Fundament für ein erfolgversprechendes Mediationsverfahren in Familienbetrieben. Hier lesen Sie die ersten Äußerungen der Familienmitglieder:

Irmhild L, Senior Chefin
Ich habe in den letzten Jahren noch eine Ausbildung als Familientherapeutin absolviert und arbeite jetzt in freier Praxis. Im Laufe meines Studiums ist mir immer klarer geworden, dass die mangelnde Kommunikation zwischen meinem Mann und unserem Sohn der ganzen Familie nicht gut tut und auch die Zukunft unseres Betriebs gefährden kann. Nach jahrelangen Diskussionen und langen Schweigephasen will und kann ich nicht mehr länger tatenlos zuschauen. Mein Mann spricht schon seit Jahren davon, die Verantwortung für den Betrieb auf unseren Sohn Patrick zu übertragen. Aus der aktuellen Betriebsführung halte ich mich heraus. Es geht um ein etabliertes Familienunternehmen mit 20 festen und 120 freien Mitarbeitern. Es geht darum, unser Unternehmen an die nächste Generation zu übergeben.

Friedhelm L, Senior Chef
Ich will jetzt endlich ernst machen. In einem Jahr will ich im Ruhestand sein. Als Naturliebhaber habe ich auf Gran Canaria ein schönes Anwesen in einer wundervollen Bucht erworben. Dort will ich mehrere Monate im Jahr verbringen, dort will ich die Zeit mit meiner Frau genießen, das dortige Haus aufbauen, angeln und Freunde treffen, die sich dort auch angesiedelt haben. Nach einem extrem arbeitsintensiven Leben will ich meinen Ruhestand bei angenehmen Temperaturen genießen. Ich habe seit meinem 14. Lebensjahr im Betrieb meines Vaters mitgearbeitet. Als ich 40 war, ist mein Vater aus dem Betrieb komplett rausgegangen. Ich habe natürlich die ganze Kompetenz und den guten Ruf der Firma erhalten und sie weiter aufgebaut. Mit Verhandlungsgeschick und Seriosität habe ich die Kunden gehalten und über viele Jahre lang sehr gut betreut. In einem Jahr bekomme ich nun eine einbezahlte Pensionszusage zurück. Ich möchte etwas unternehmen und ich möchte auch nicht der Reichste auf dem Friedhof sein.

Patrick L, Junior Chef und Geschäftsführer in spe
Ich bin der einzige Sohn. Im Moment bin ich in der Familienphase und habe einen zweieinhalbjährigen Sohn, Markus. Meine Frau arbeitet Teilzeit und hat ein 15-jähriges Kind mit in die Ehe gebracht. Ich arbeite jetzt im Betrieb meines Vaters, aber ich hätte auch gerne etwas ganz anderes gemacht. In der Schule war ich nicht der Fleißigste, aber ich hatte immer Taschengeld. Nach der 11. Gymnasialklasse bin ich ausgestiegen, danach habe ich Kunstkurse belegt. Ich lese viel und interessiere mich für Geschichte. Im Betrieb bin ich für das Personal zuständig und ich habe auch einige Ideen, was man besser machen könnte. Wenn ich mit meinem Vater Kundengespräche führe, bekomme ich anschließend oft Streit mit ihm, weil wir unterschiedlicher Meinung sind.

Hartmut P, Meister und Geschäftsführer in spe
Nun bin ich schon seit 19 Jahren in dem Betrieb. Ich bin Meister. Ich wurde vom Senior Chef dessen Sohn im Betrieb gleichgestellt. Ich bin

seit 20 Jahren verheiratet und habe zwei größere Töchter. Mir liegt das Wohlergehen des Betriebes total am Herzen.

Herta D, Sekretärin
Ich will aus persönlichen Gründen baldmöglichst in den Ruhestand. Ich bin die rechte Hand vom Chef und kenne die Büroabläufe besser als alle anderen. Ich erledige meine Aufgaben immer sofort und bearbeite Akten zum Teil auch zu Hause. Für Lohnabrechnungen bräuchte ich viel mehr Ruhe an einem Stück. Ich habe ein eigenes System entwickelt, um die Lohnbuchhaltung zu machen. Es ist für mich perfekt, für Kolleginnen zum Teil aber schwer nachvollziehbar. Den Junior Chef Patrick kenne ich seit dem Kindergarten. Ich habe auch das Vertrauen des Chefs und dadurch verschiedene betriebliche Vollmachten.

Sandra G, Sekretärin
Ich bin seit acht Jahren im Betrieb und habe seit Jahren ganz schwere persönliche Zeiten und auch den Verlust von Angehörigen zu beklagen. Ich will und kann nur 50 % arbeiten.

Manuela I, Zeitarbeiterin
Ich bin über eine Zeitarbeitsfirma seit drei Monaten im Betrieb. Ich habe mich sehr gut und schnell eingelebt und hoffe auf eine Festanstellung. Meine 6-jährige Tochter wird, wenn sie einmal krank sein sollte, auch von meiner Mutter betreut, so dass ich für den Betrieb zur Verfügung stehen könnte.

Nach diesen Aussagen war klar, dass sich der Betrieb in einer zentralen Umbruchsituation befand. Der Mediationsauftrag bestand darin, das Familienunternehmen beim Generationswechsel zu begleiten. Die Übergabe vom Senior Chef zum Junior Chef, von der Sekretärin des Chefs zur Nachfolgerin musste angegangen werden und neue Ideen wollten ihren Platz finden. Erste Reibungsflächen zwischen den Personen wurden erkennbar. In einer gemeinsamen Sitzung wurde die Geschichte des Unternehmens gewürdigt:

Rückblick: Der Senior Chef Friedhelm L erzählt

Im Jahre 1949 gründete mein Vater Anton L seine Firma in E. als Einmann-Unternehmen. Im Jahr 1958 trat ich in das Unternehmen ein, lernte den entsprechenden Beruf und bestand 1984 die Meisterprüfung. Anfang 1990 wurde aus der Einzelfirma die L-GmbH. Im Jahr 1991 trat Hartmut P als Meister in das Unternehmen ein. 1992 entstand das neue anspruchsvolle Büro- und Betriebsgebäude. 1993 kam mein Sohn dazu, um zunächst die Stammmannschaft zu verstärken. 2002 erkannte Patrick L das Potenzial eines neuen Verfahrens.
Mit diesem neuen Verfahren konnte in eine neue Zukunftstechnologie investiert werden. Heute ist die L-GmbH ein hochmoderner Dienstleistungsbetrieb mit Kunden aus allen Bereichen der Industrie, des Handwerks, der Kommunen sowie privater Haushalte.

Die besondere Herausforderung bei der Zusammenarbeit in Familienbetrieben besteht in der engen persönlichen und beruflichen Verflechtung der dort tätigen Personen. Jede Veränderung im Beruflichen wirkt auf das Persönliche zurück – und umgekehrt. Die erfolgreiche Übergabe eines Familienunternehmens an die nächste Generation setzt häufig eine enorme und bewusste Anstrengung voraus. Die Tradition muss gewürdigt werden, das Neue muss eine faire Chance bekommen. Solche Umbrüche erzeugen Reibungen und Konflikte. Ein Betrieb hat nur dann eine Zukunft, wenn er sich diesem Thema stellt. *

*Eine Studie von Price Waterhouse Coopers, PWC, aus dem Jahre 2006 „Familienunternehmen – Deutschland“ besagt: „Vor allem ungelöste familiäre Auseinandersetzungen über Unternehmensstrategie, Managementbeteiligung und Gewinnverwendung bedrohen die Unternehmensnachfolge. Besorgniserregend ist, dass über 80 % aller Familienunternehmen keine Konfliktlösungsverfahren haben. Denn Streit im Gesellschafterkreis kann zum größten Wertvernichter werden.“

2. Sichtweisen

Nach den bisherigen, eher vorsichtigen Äußerungen stoßen in einer zweiten Gesprächsrunde die Vorstellungen krass aufeinander. Die Konfliktthemen zwischen Vater und Sohn, der Abstimmungsbedarf zwischen Chef und Sekretariat aber auch persönliche Gefühle stehen unversöhnt im Raum. Wird der Senior Chef seinen inneren Zwiespalt überwinden können, nicht der Reichste auf dem Friedhof sein zu wollen und dafür rechtzeitig den Betrieb loslassen zu müssen? Welche Rolle wird Patrick, der Junior Chef im Unternehmen spielen? Kann eine Führungsstruktur in einem Familienbetrieb funktionieren, in der ein Meister des Betriebes und der Sohn des Inhabers gleichberechtigt den Betrieb führen? Frust und Lust liegen bei diesen Gesprächen dicht beieinander.

Friedhelm L, Senior Chef
Ich möchte den Betrieb übergeben und nur noch in Ausnahmefällen dabei sein, mein Sohn müsste noch mehr Verantwortung übernehmen. Auf dem Schreibtisch meines Sohnes sieht es wüst aus, das ist mir zu individualistisch. Patrick und Hartmut müssten sich gleichwertig gegenseitig ersetzen können.
Die beiden kommunizieren zu wenig. Patrick setzt bei den Kundengesprächen die Preise zu hoch an. Wir müssen diskutieren, wie viele der Eigentumsanteile des Betriebes Patrick und Hartmut bekommen sollen. Mein Sohn hat riskante Sätze geäußert, die zeigen, dass er noch viel dazulernen muss. Er sagte beispielsweise: „Dann stelle ich halt Leute an, die das machen, was ich nicht kann."

Patrick L, Junior Chef und Geschäftsführer in spe
Der Senior Chef macht zu viel selber. Mein Vater muss rauslassen, was er alles im Kopf hat, dazu gehören Infos zum Einkauf, zu den Versicherungen, zum Verbrauch, zu Bankkontakten und Beziehungen. Ich kenne noch nicht einmal alle Betriebskennzahlen. Ich verstehe erst 10 % der Steuerfragen, das ist viel zu wenig. Ich hätte gerne auch mal was anderes gemacht und nicht nur im väterlichen Betrieb mitgearbei-

tet. Es gibt bei uns bisher kein systematisches Marketing, das war bisher immer zu teuer. Der Auftritt unseres Personals muss professionalisiert werden. Ich werde mit meinen Ideen immer ausgebremst.

Hartmut P, Meister und Geschäftsführer in spe
Das neue Computerprogramm bringt viel durcheinander. Manuela I macht es gut, Sandra G kann nicht aufstocken, Herta D muss schnell ihr Know How weitergeben.
Uns fehlen dringend Außendienstmitarbeiter. Wir müssen dringend die Zuständigkeiten klären. Wir müssen mehr über die wichtigen Dinge diskutieren und nicht über die unwichtigen. Unser Umgangston intern, aber auch mit Kunden, lässt manchmal zu wünschen übrig. Im Sekretariat macht bisher jede alles, das geht nicht mehr so weiter.

Die Sekretärinnen
Die Chefs wollen ihre Dinge immer sofort erledigt haben, das stört oft die Abläufe.
Patrick und Hartmut müssen sich gegenseitig mehr auf dem Laufenden halten. Patrick müsste seinen Umgang mit unseren ausländischen Mitarbeitern verbessern. Patrick sollte noch verlässlicher werden. Es ist nicht klar, wer welche Befugnisse hat.

3. Konfliktерhellung

Die bisherigen Gespräche, überwiegend einzeln geführt, haben die Erwartungen und Konfliktlinien klar herausgearbeitet. An den Mediator war nun die Erwartung gerichtet, zu sagen, wie es weitergehen soll. Die Senior Chefin wollte sich nicht in Detailfragen einmischen. In Abstimmung mit den Beteiligten wurde beschlossen, in Zweiergesprächen den direkten Meinungsaustausch zu führen und die Lösungssuche vorzubereiten. Vater und Sohn, Junior Chef und gleichberechtigter Meister, Sekretärinnen und beide Geschäftsführer in spe setzten sich zusammen. Es waren neue Töne und Gedanken zu hören:

Friedhelm L, Senior Chef
Ich möchte Betriebsanteile auf Patrick und Hartmut übertragen.
Neueinstellungen sollten wir zu Dritt vornehmen.
Einen Großkunden, der 50 % unseres Umsatzes ausmacht, muss ich noch selbst betreuen. Ihr sollt auch versuchen, Nachfolgeaufträge zu generieren.

Patrick L, Junior Chef und Geschäftsführer in spe
Mein Vater bietet den Kunden zu schnell Rabatte an, ich wäre da finanziell härter.
Ein fester Gesprächstermin mit Hartmut wäre vielleicht gut.
Wir brauchen dringend eine neue Image-Broschüre und einen neuen Internetauftritt.
Unsere ausländischen Mitarbeiter müssen besser Deutsch lernen.
Wenn einer nicht mitzieht, bekommt er eine Abmahnung.
Termine müssen eingehalten werden.
Ich trage die Familientradition weiter.

Hartmut P, Meister und Geschäftsführer in spe
Ich verstehe erst 70 % der Steuerfragen, da will ich auf 100 % kommen.
Patrick und ich sollten ohne Senior Chef zu den Kunden gehen.
Wir müssen neue Kundenbereiche erschließen: Industrie und Handwerk.
Was machen wir mit Gewinnausschüttung, Rücklagenbildung usw.?
Wer bekommt später den Anteil vom Senior Chef?
Wir brauchen feste, vertragliche Regelungen.

Die Sekretärinnen
Wir brauchen noch weitere Absprachen im Bereich Lohnabrechnungen, Rapporte, Auftragsbestätigungen, Angebote, Rechnungen und eine bessere Abstimmung mit dem Steuerbüro.

4. Lösungssuche

Der Gesprächston hatte sich inzwischen erheblich verändert. Es dominierte nicht mehr ein vorwurfsvoller Unterton, vielmehr entwickelte sich eine Haltung, die ausdrückte: Wenn sich jetzt schon alles ändert, dann machen wir auch gleich das Beste daraus.
Persönliche und betriebliche Aspekte klärten sich auf. Der Junior Chef identifizierte sich zunehmend mit dem Unternehmen und erkannte, dass dem Betrieb zwei Kapitäne gut tun würden.

Friedhelm L, Senior Chef
Ich kann abgeben, ich muss nicht der Reichste auf dem Friedhof sein.
Die Jungs brauchen noch Schulungen für die Steuerberatung.
Patrick muss seine Chefrolle noch weiterentwickeln und weniger gegen den Vater rebellieren. Dafür bezahle ich ihm gerne ein Einzelcoaching.

Patrick L, Junior Chef und Geschäftsführer in spe
Wir brauchen Strategien für Neukundengewinnung.
Mitarbeiter sollen Flyer mitnehmen, werben und im Erfolgsfall Prämien erhalten.
Wir brauchen einen klaren Fluss für die Aufträge und keinen Wildbach.
Wir müssten noch Talente bei den Mitarbeitern rauskitzeln.
Wir sollten eine Weihnachtsfeier einführen wegen des Gemeinschaftsgefühls.
Hartmut und ich sind zwei Kapitäne, die Verantwortung tragen, aber dafür brauchen wir schriftliche und feste Regeln.

Hartmut P, Meister und Geschäftsführer in spe
Als Chefs haben wir auch eine Vorbildfunktion.
Patrick soll eine Internetseite aufbauen, das ist sein Ding.
Wir müssen Absprachen treffen, bevor Entscheidungen gefällt werden.
Wir sollten ein festes Gehalt und 10 % Bonusmöglichkeit vereinbaren.
Wir könnten ein Organigramm der Firma anfertigen.
Die Sekretärinnen brauchen auch noch Fortbildungen.

5. Vereinbarung

Aus den Ergebnisprotokollen des Mediators leiten Patrick L und Hartmut P konkrete Arbeitsaufträge ab. Sie erstellen gemeinsam eine Liste der Zuständigkeitsbereiche für das gesamte Führungspersonal und das Sekretariat. Der Senior Chef macht danach Ergänzungsvorschläge. Dieser Prozess mündet dann in eine detaillierte Aufgabenbeschreibung, so dass alle Beteiligten wissen, wer vom Auftragseingang bis zur Steuererklärung wofür zuständig ist.
Die folgenden Ergebnisse werden festgehalten und schaffen zukünftig die Arbeitsgrundlage im Betrieb:

Die Nachkalkulation der Aufträge werden in Zukunft Hartmut P und Patrick L gemeinsam erledigen. Patrick hat beim Thema Werbung und Akquise Feuer gefangen. Er setzt sich mit einer Werbeagentur zusammen, um eine komplett neue Werbeplattform zu erstellen. Diese umfasst: Erstellen eines neuen Internetauftritts, Verfassen neuer Texte, kleiner Kundenflyer, einer exquisiten Präsentationsmappe für Neukunden, neuer Visitenkarten und Arbeitskleidung für das Personal.
(Zwei Monate später kann die neue Homepage, zur Zufriedenheit aller, freigeschaltet werden. Patrick erhält hierfür viel Anerkennung!).

Friedhelm L, Senior Chef, gibt vertraglich einen Großteil seiner Betriebsanteile zu gleichen Teilen an seinen Sohn Patrick und den Meister Hartmut weiter. Er selbst behält noch vorübergehend einen kleineren Anteil, um in Streitfällen das Zünglein an der Waage sein zu können.
Ab sofort werden Personalfragen, steuerliche Fragen und Großkundenbesuche von allen Dreien im Team erledigt. Hierdurch werden die Kompetenzen schrittweise an die beiden zukünftigen Geschäftsführer Hartmut P und Patrick L übergeben. Entgegen der ursprünglichen Planung wird der Senior Chef noch zwei Jahre im Betrieb weiterarbeiten und nicht nur ein Jahr. Hierdurch will er seinen Beitrag zu einem gelungenen Übergang beisteuern.

Patrick L und Hartmut P verabreden eine tägliche Kurzabsprache um 9.00 Uhr und darüber hinaus einen wöchentlichen Gesprächstermin, an dem auch Friedhelm L und bei Bedarf Sekretariatsmitarbeiterinnen teilnehmen. Für beide steht die gute Kommunikation im Vordergrund.

6. Ausblick

In der Abschlussbesprechung bestätigen alle, dass die Arbeitsabläufe jetzt klarer aufgeteilt sind. Besonders hervorgehoben werden die deutlich verbesserte Kommunikation und der offene Informationsfluss. Die große Herausforderung wird darin bestehen, dass die drei Chefs die gewonnenen Erkenntnisse im Laufe der nächsten zwei Jahre optimal umsetzen. Für den Senior Chef wird die Übergangszeit nun länger als geplant, dafür hat er eine größere Gewähr dafür, dass der Betrieb erhalten werden kann.
Patrick L identifiziert sich verstärkt mit dem Betrieb. Er entdeckt und entwickelt seine Stärken und kann durch seine Fähigkeiten zu einem Wachstum des Betriebs beitragen.
Hartmut P, mit seiner ruhigen und überlegten Art, erfährt große Wertschätzung vom Senior Chef und auch von Patrick L. Obwohl er nicht Familienmitglied ist, leitet er gleichberechtigt den Betrieb mit. Er ist mit seinen Kenntnissen und seinen sicheren Entscheidungen unverzichtbar für die Weiterführung des Familienbetriebes.
Patrick L und Hartmut P wachsen im Laufe der Mediationsgespräche zu einem Führungstandem heran, teilen sich die Verantwortlichkeiten und tragen damit den Betrieb in die Zukunft.
Alle Beteiligten haben diese Veränderungskrise genutzt, um einen neuen persönlichen und betrieblichen Aufbruch zu gestalten. Bei Bedarf würden sie, laut eigener Aussage, wieder eine Mediation aufnehmen. Und der Friedhof war kein Thema mehr.

Siegfried Rapp
Mediator BAFM und BM
Gründer und Leiter des LIKOM –
Ludwigsburger Institut für Konfliktmanagement und Mediation
Tel.: 07141 / 6887999
Fax: 07141 / 6887997
E-Mail: info@likom.info
www.likom.info

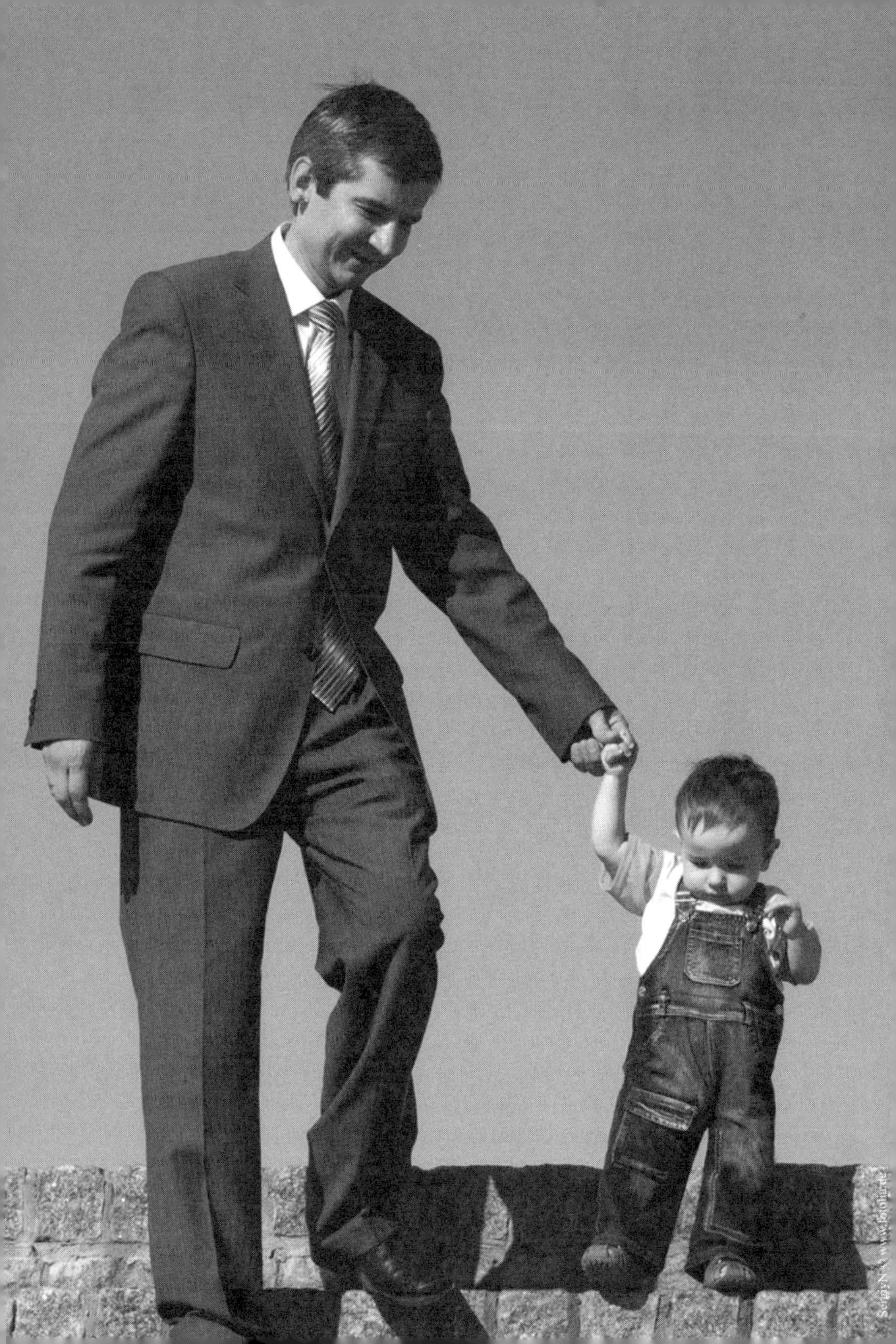

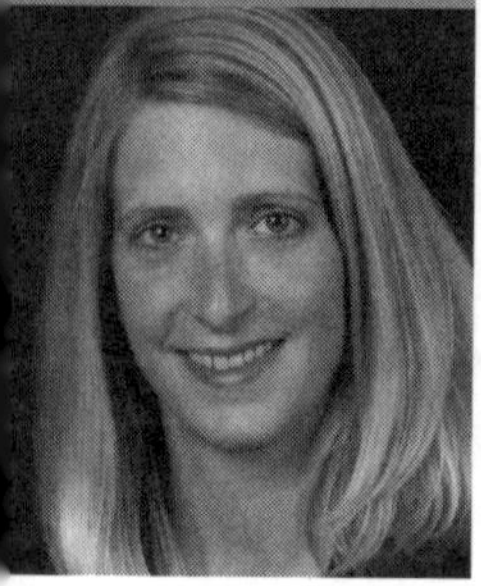

Die Liebe sichern

Stephanie Pfeiffer

Erste Sitzung

Der erste Eindruck von Susanne und Tom Wörs, 40 und 46 Jahre alt, war der eines kultivierten und sympathischen Paares, das mitten im Leben stand. Beide waren attraktiv und in einem lässigen Schick gekleidet.
Sie erzählten, dass sie sich über den Beruf kennengelernt und sofort ineinander verliebt hatten. Seit zehn Jahren waren sie ein Paar und seit sieben Jahren waren sie verheiratet. Sie hatten zwei Kinder, Luis (2 Jahre) und Felix (5 Jahre). Vor ca. einem Jahr hatten sie gemeinsam eine Firma gegründet, die sehr profitabel war. Beide mochten ihre verantwortungsvolle Arbeit.

Der Anlass für das Mediationsverfahren war ein heftiger Streit, der den Auszug von Herrn Wörs aus dem gemeinsamen Haus zur Folge hatte. Beide wollten wieder zusammenleben, aber sie waren an einem Punkt in ihrer Beziehung angelangt, an dem sie nicht mehr miteinander reden konnten.

In der ersten Sitzung bekamen die zwei Co-Mediatoren die folgenden Informationen:

Frau Wörs war seit Beginn ihrer Berufstätigkeit selbständig. Nach der Geburt des ersten Kindes, Felix, promovierte sie in der Elternzeit. Kurz nach der Geburt des zweiten Kindes, Luis, arbeitete sie wieder Vollzeit. Seit der gemeinsamen Firmengründung leitete sie die Personalabteilung. Die Arbeit in der Firma machte ihr Spaß, seltene Dienstreisen empfand sie als angenehme Abwechslung. Die Zusammenarbeit mit ihrem Mann in der Firma klappte gut. Insgesamt fühlte sie sich vom Beruf, der Kindererziehung und dem Haushalt überfordert. Außerdem fühlte sie sich von ihrem Mann im Stich gelassen und sagte, dass er sich nur um seine Arbeit kümmern würde. Die Kinder seien ihm egal. Zwar fühle sie sich noch zu ihm hingezogen, aber sie werde mit dem ganzen Stress nicht fertig. Deshalb erlitt sie einen Nervenzusammenbruch. Sie pausierte eine Woche und arbeitete danach wieder Vollzeit in der Firma.

Herr Wörs hatte aus erster Ehe zwei Kinder, für die er Unterhalt zahlte. Die Voraussetzung für seine berufliche Karriere hatte er auf dem zweiten Bildungsweg geschaffen. Dienstreisen unternahm er mindestens zweimal im Monat. Als junger Mann hatte er mit ansehen müssen, wie der Betrieb seiner Eltern insolvent gegangen war. Seitdem litt er unter Existenzängsten. Die Selbständigkeit blieb für ihn immer ein großes Risiko. Die gemeinsame Firma gründeten sie auf Drängen seiner Frau. Er war dort Geschäftsführer. Herr Wörs war sich nicht sicher, ob seine Frau ihn noch liebte. Ihre Zweifel hatte sie ihm in einem Streit gesagt. Außerdem hatte sie ihn seit längerer Zeit beruflich ständig kritisiert. Sie warf ihm z.B. vor, nicht konstruktiv und wirtschaftlich zu arbeiten. Das verletzte ihn sehr. Zudem fand er es problematisch, dass er weder zu Hause eine Rückzugsmöglichkeit hatte, noch mit seiner Frau Zeit für Zweisamkeit fand. Das ganze Leben drehte sich nur noch um die Arbeit und die Kinder. Er sagte, dass er gerne ins gemeinsame Haus zurückkehren würde, aber Angst vor weiteren Verletzungen habe. Seit Wochen litt er unter erheblichen Magenproblemen.

Auf die Frage des Mediators, warum und wie ein Mediationsverfahren ihnen helfen könne, waren sich beide einig, dass sie ihre Kommunikation verbessern wollten.

Ein einfaches Gespräch war aufgrund der Sturheit von beiden nicht mehr möglich. Sie sagten, dass sie gerne wieder zusammenleben würden. Voraussetzung wäre jedoch, dass sie wieder miteinander reden könnten. In der Mediation wollten sie Regelungen zum häuslichen Zusammenleben erarbeiten, außerdem besuchten sie eine Paarberatung. Frau Wörs war wichtig, dass die Familie für die Zukunft integriert werde und ihren Platz finde. Herrn Wörs war wichtig, dass beide ihren Freiraum bekämen und Zeit für Zweisamkeit fänden.

Wenn 24 Stunden am Tag nicht genug sind …

Es wird deutlich, dass das Leben des Paares stark vom Beruf geprägt wird. Die Anerkennung und Bewunderung füreinander ist auf beruflicher Ebene groß und für beide sehr wichtig. Beide sind beruflich sehr verantwortungsvoll eingebunden, sie identifizieren sich über ihre Tätigkeit. Daher verwundert es nicht, dass Frau Wörs Herrn Wörs auf dieser Ebene im Streit verletzt. Beide haben durch die Familiengründung das Problem, dass ihr bisheriger Zeitplan nicht mehr so ohne weiteres realisierbar ist. Beruf und Partnerschaft werden durch Familie und Haushalt ergänzt und scheinen unvereinbar zu sein. Die Integration von Kindern und Haushalt ist eine sehr anspruchsvolle Aufgabe, die zeitlich schwer zu meistern ist. Hinzu kommt, dass durch die Gründung einer Familie sich oft unterbewusst die Wertvorstellungen und Prioritäten im Leben verändern. Das Paar ist an einem Wendepunkt angelangt. Die neuen Aufgaben und Veränderungen müssen von beiden Partnern gesehen werden.

Zur nächsten Sitzung sollten beide ihren Tagesablauf skizzieren.

Zweite Sitzung

In der zweiten Sitzung berichteten beide, dass sie ein Wochenende zusammen verbracht hätten. Beide zeigten sich erfreut über diese erste Annäherung. Herr Wörs erzählte, dass er nicht gearbeitet hätte, das Handy ausgeschaltet hätte und sie viel Zeit miteinander verbracht hätten. Die Schilderungen ihres Mannes enttäuschten Frau Wörs. Für sie war das Wochenende ganz anders abgelaufen. Die gemeinsame Zeit sei zu kurz gewesen, am Samstag sei er von 12 bis 18 Uhr fort gewesen und hätte danach etwas mit einem Sohn unternommen. Ein gemeinsames Wochenende stelle sie sich anders vor.

Damit wir die unterschiedlichen Positionen und Bedürfnisse von beiden präzise herausarbeiten konnten, forderten wir sie auf, uns ihre Tagesabläufe nacheinander zu beschreiben.

Als Frau Wörs ihren Tagesablauf schilderte, der morgens um 6 Uhr begann und abends um 23 Uhr endete, wurde klar, dass sie mit der Kindererziehung, dem Haushalt und dem Beruf überfordert war. Sie arbeitete von 9 bis 19 Uhr. Sie versorgte morgens und abends die Kinder alleine. Ab 21.30 Uhr versuchte sie, die Kinder zum Schlafen zu bewegen. Der jüngere Sohn Luis litt unter Einschlafproblemen, er konnte nur im Bett der Eltern einschlafen, meistens erst gegen 23 Uhr. Anschließend konnte Frau Wörs nicht einschlafen, weil ihr Mann noch fernsah. Sie war entnervt, wünschte sich ein eigenes Bett und Unterstützung bei der Kindererziehung. Sie ärgerte sich stark darüber, dass ihr Mann ihr morgens nicht half. Er beteiligte sich nie an den familiären Aufgaben.

Nachdem Herr Wörs seinen Tagesablauf skizziert hatte, wurde deutlich, dass er sehr viel arbeitete. Er berichtete, dass er nach 20 Uhr immer noch zu Hause bis ca. 22 Uhr arbeitete. Er brauchte das Fernsehen, um sich zu entspannen. Er sprach das Schlafproblem von Luis an und sagte, dass es erzieherisch geregelt werden müsse. Der Junge könne nicht immer bei ihnen im Bett einschlafen. Die Kinder sollten generell auch früher ins Bett gehen.

Im Laufe der Sitzung wurde deutlich, wie wichtig für Frau Wörs das Familienleben war. Neben der Arbeit war ihr die Zeit mit den Kindern besonders ans Herz gewachsen. Es füllte ihr Leben aus. Gemeinsame

Aktivitäten sollten in ihr Leben integriert werden. Für Herrn Wörs stand die Partnerschaft an oberster Stelle. Er empfand die Zweisamkeit immer als Ruhepol. Die Arbeit war für ihn gleichbedeutend mit der finanziellen Absicherung seiner Familie und nahm ihn sehr in Anspruch. Beiden wurde klar, dass sie ihre Zeit anders aufteilen mussten, um ein gemeinsames Leben führen zu können.

Nach der genauen Skizzierung der Tagesabläufe mit sämtlichen Positionen und Bedürfnissen richteten wir die Frage an die Medianten, was sie für ein Zusammenleben brauchen würden.

Herr Wörs wünschte sich, dass seine Frau ihn zurückhaben wollte und dass sie mehr Zeit für die Partnerschaft fänden. Insbesondere wolle er eine bessere Zeit mit der Familie verbringen, zu Hause helfen und besser zuhören. Es sollten Leitplanken für seinen und ihren Freiraum geschaffen werden, außerdem Hilfe von außen angenommen und Wünsche artikuliert werden können.

Frau Wörs reagierte zunächst verhalten erfreut. Dann wurde sie schnell konkret und reagierte auf die Äußerungen mit genauen Vorschlägen. Herr Wörs könne die Kinder dienstags und freitags morgens zum Kindergarten bringen und Absprachen mit dem Kindermädchen treffen. Ferner könne er die Kinder an zwei Abenden ins Bett bringen. Sie wollte gerne sonntags zum Yoga, da könne er auch mit den Kindern gemeinsam Zeit verbringen. Sie würde einen Abend in der Woche als Paar sehr schön finden.

Am Schluss der Sitzung wurden von beiden Seiten Vorschläge eingebracht. Ein konkretes Ergebnis wurde nicht festgehalten. Zur nächsten Sitzung sollten sich beide überlegen, welche Leitplanken sie sich für ein gemeinsames Leben wünschten.

Der Sinn des Lebens ist nicht Protest, sondern Anerkenntnis. (Fritz Usinger)

Eine entscheidende Wendung ist eingetreten. Herr Wörs beginnt, seine Frau zu verstehen. Er möchte ihr entgegenkommen. Für ihn bekommt das Thema Familie eine neue Bedeutung. Die Zeit mit der Familie soll für ihn an Qualität gewinnen. Frau Wörs nimmt das wahr und zum Teil auch an. Ihre anderen Reaktionen zeigen an, dass sie noch nicht bereit ist, Verstandnis für die Positionen von Herrn Wörs aufzubringen. Für sie ist die Zeit mit der Familie auch eine Frage der Quantität.

In solchen Sitzungen muss darauf geachtet werden, dass von einer Seite nicht zu schnell konkrete Lösungen vorgeschlagen werden. Der Grundsatz der Verlangsamung ist hier von entscheidender Bedeutung. Die ersten Zugeständnisse dürfen nicht dazu führen, voreilig eine Lösung zu vereinbaren. Der Prozess des Verstehens muss noch beibehalten und gefördert werden.

Dritte Sitzung

Zu unserer Überraschung war Herr Wörs bereits wieder zuhause eingezogen. Er begann, sich am Familienleben zu beteiligen. Frau Wörs wirkte ruhig und glücklich. Sie wollte den Termin zur dritten Sitzung absagen, weil beide wieder in der Lage waren, miteinander zu reden. Nach der letzten Sitzung hatten beide ein langes und intensives Gespräch geführt und gemerkt, dass sie einiges aufzuarbeiten hatten. Die Kommunikation begann wieder zu funktionieren.

Auf Initiative von Herrn Wörs kam jedoch ein dritter Termin zustande. Es war ihm wichtig, über einen Dritten (Mediator) mitzuteilen, dass er begriffen hatte, wie wichtig es war, sich für die Familie mehr Zeit zu nehmen. Eine finanzielle Sicherheit alleine genügte ihm nicht mehr. Es tat ihm leid, dass er es früher nicht gesehen hatte.
Die gemeinsame Zeit mit der Familie sollte bewusst gelebt werden. Er wollte diese Sitzung dafür nutzen, um an den Leitplanken zu arbeiten. Er wünschte sich, zu Hause einen eigenen wertungsfreien Rückzugsort

zu haben. Er wünschte sich auch, dass sie als Paar neben der Familie und dem Beruf Zeit füreinander hätten. Er wollte seine beruflichen Reisen auf eine im Monat beschränken.

Frau Wörs fand den Punkt „Zeit zu zweit“ auch sehr wichtig und freute sich darüber. Den Wunsch nach einem Rückzugsort konnte sie gut nachvollziehen, äußerte aber die Angst, dass die Familie zu kurz kommen könnte.

Um das Familienleben nicht zu vernachlässigen, konnte Herr Wörs sich vorstellen, dass am Wochenende gemeinsam gegessen werden sollte. Das kannte er aus seiner Jugend. Er fand das sehr schön und meinte, dass es am Wochenende gut einzurichten wäre. Frau Wörs war damit einverstanden. Sie schlug vor, dass sie sich einen Abend in der Woche für Zweisamkeit reservieren sollten. Über ein gemeinsames Wochenende alle paar Monate sollten sie auch mal nachdenken. Herr Wörs freute sich sehr und konnte sich das gut vorstellen.

Am Ende der Sitzung waren sich beide einig, dass sie keine schriftliche Vereinbarung aufsetzen wollten. Sie fühlten sich jetzt wieder in der Lage, mit den kommenden Problemen alleine fertig zu werden. Eine weitere Mediationssitzung sollte vielleicht zu einem späteren Zeitpunkt bei Bedarf stattfinden. Noch ausstehende Probleme (Rückzugsorte, getrennte Zimmer, Schlafschwierigkeiten) wollten beide miteinander regeln. Auch die Dienstreisen sollten noch das ein oder andere Mal zur Sprache kommen.

Du kannst dein Leben weder verlängern noch verbreitern, nur vertiefen.
(Joseph Joubert)

Das Paar vollzieht nach der zweiten Sitzung eine große Kehrtwendung. Ihnen hilft der Prozess des Verstehens weiter. Sie können sich wieder gemeinsam an einen Tisch setzen und aufeinander einlassen. Dennoch ist diese letzte Sitzung sehr wichtig gewesen. Herr Wörs gibt klar zu erkennen, dass er auch Bedürfnisse hat, die für sein Wohlergehen in einem gemeinsamen Leben von großer Bedeutung sind. Frau Wörs geht auf ihn ein. Beide sind einen wichtigen Schritt für ihre gemeinsame Zukunft gegangen.

Das Besondere an diesem Fall war für uns Mediatoren, Christoph C. Paul und Stephanie Pfeiffer, dass das Paar von Beginn an keine Trennungsabsicht hatte. Es nutzte die Mediation, um Regelungen für sein Zusammenleben zu erarbeiten und seine Kommunikation wieder herzustellen.
Diese ungewöhnliche Konstellation zeigt, dass Mediation auch zum Erhalt einer Beziehung ein wirksames Verfahren sein kann. Durch die intensive Mitarbeit des Paares war die Mediation bereits nach drei Sitzungen erfolgreich. Das Paar war wieder in der Lage, seine Probleme in Eigenregie zu lösen.

Stephanie Pfeiffer
Rechtsanwältin & Mediatorin BAFM
LIKOM – Ludwigsburger Institut für Konfliktmanagement
und Mediation
Tel.: 07141 / 6887999
Fax: 07141 / 6887997
E-Mail: info@likom.info
www.likom.info

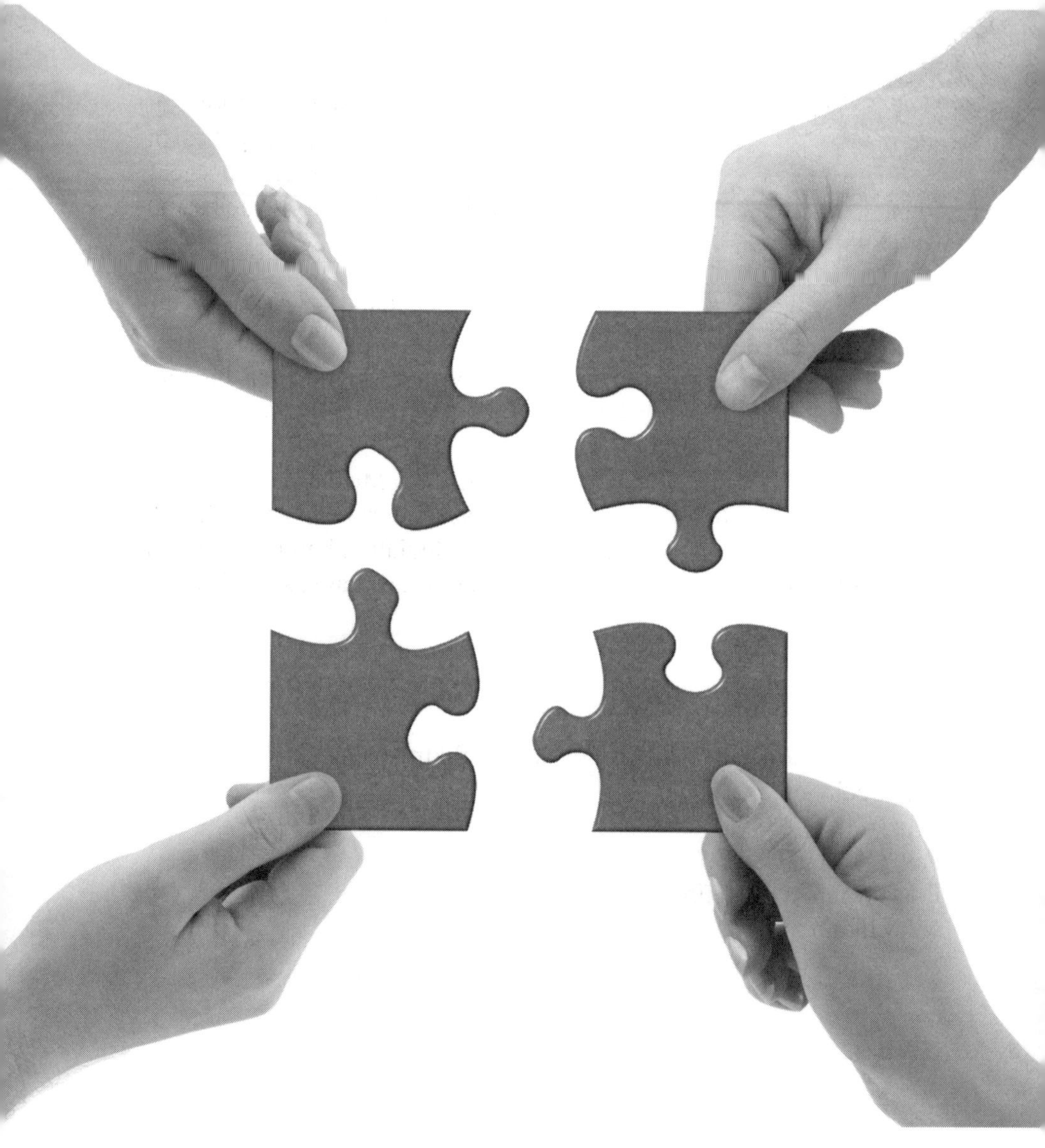

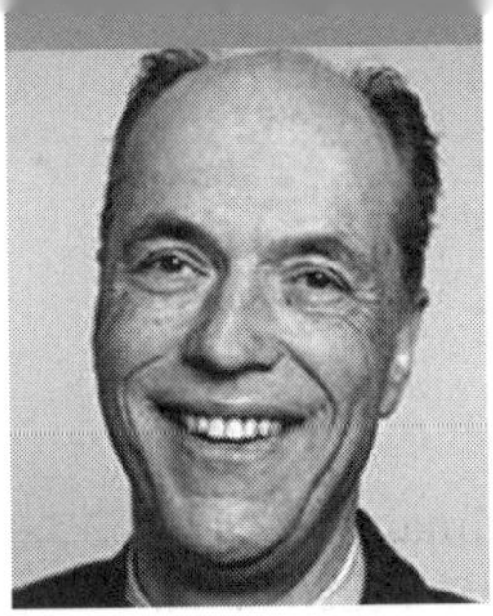
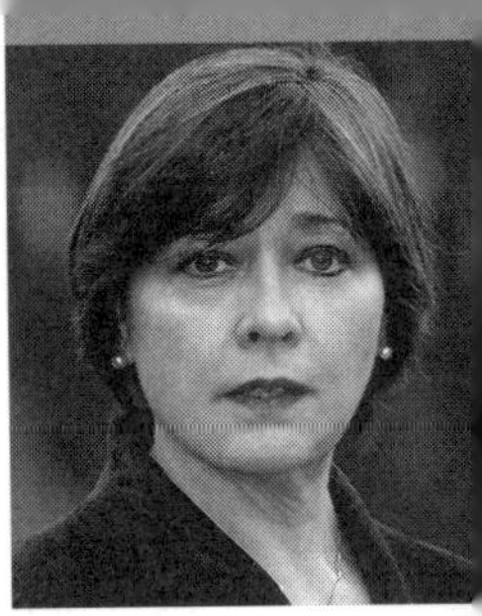

Was wir voneinander wußten

Eine Erb-Mediation mit Geschwistern

Christoph C. Paul und Sabine Zurmühl

Als die Drei den Raum betreten, hätte man nicht darauf getippt, dass es sich um Geschwister handelte: Elisabeth, die Älteste, toughe Geschäftsfrau mit angespannter Miene, 38 Jahre alt, Johannes, der abwartende, eher leise Lehrer im bequemen Pulli, 31 Jahre alt, und schließlich Luise, die Jüngste, abwartend und auf der Hut, 26 Jahre alt.
Die Geschwister Hoffmann hatten sich an uns gewandt, um miteinander eine Mediation zu machen, nachdem ihr Vater gestorben war und die Situation für sie unklar und konfliktträchtig wurde.

Bei Erbmediationen befinden sich die Medianten häufig in einer Ausnahmesituation. Sie haben einen für sie maßgeblichen Menschen verloren, um den zu trauern oft noch gar keine Zeit blieb, und sie haben sich vorgenommen, jetzt hier in der Mediation klar und entschieden für ihre Interessen einzutreten und möglichst „Schwächen," Gefühle, gar „rührselige" Erinnerungen draußen zu lassen. Die Erfahrung lehrt, dass dies in der Regel nicht gelingt, zum Glück für sie und auch für unsere Arbeit in der Mediation.

Erben ist schön und traurig zugleich

Unser Vorwissen beschränkte sich auf die Tatsache, dass die Jüngste, Luise, den Termin vorgeschlagen hatte und beim Vater wohnte und ihn pflegte. Wir hatten keine Information, wo sich die Konflikte auftun würden, und sammelten zunächst einmal die Grundinformationen:

Vater Hoffmann war mit 72 Jahren ohne ein Testament gestorben. Der pensionierte Organist hatte, solange es ihm möglich war, noch in seiner Gemeinde gespielt. Er galt als jovialer, beliebter Mann. Vor 10 Jahren war seine Frau Lilly gestorben, sehr überraschend; und er war allein in dem Familienhaus wohnen geblieben. Die drei „Kinder,“ die nun vor uns saßen, hatten sich anlässlich des Begräbnisses des Vaters seit sehr langer Zeit zum ersten Mal wieder in Vollständigkeit versammelt.

Elisabeth, die Älteste, lebte als Einkäuferin eines Modehauses in Paris. Sie war kurz hergeflogen, wollte aber keine Zeit vertun. Sie nahm sich in der Sitzung häufig als Erste das Wort, sprach klar und energisch. Sie hatte diese gute Karriere gemacht, die aber, wie sich an der Reaktion ihrer Geschwister bald herausstellt, in dieser ihrer Herkunftsfamilie nicht viel galt. Elisabeth behielt lange eine Distanz zu den beiden Geschwistern und betonte, sie wolle das Haus am liebsten verkaufen. Auf das ihr zustehende Drittel könne sie aber gern warten, brauchen würde sie das Geld zum jetzigen Zeitpunkt nicht.

Es wurde für uns ziemlich schnell deutlich, dass uns der systemische Ansatz in der Familienmediation helfen könnte, die Situation zu strukturieren: Wie war die Rollenverteilung in dieser Familie, speziell zwischen den Geschwistern gelebt worden? Wer konnte was nach Familienblick „immer“ gut oder „immer“ schlecht? Welche emotional offenen Rechnungen könnten zwischen den Geschwistern bestehen, die vielleicht seit Jahrzehnten nicht angesprochen wurden bzw. für ihr Verhalten in der Mediation wichtig werden könnten? Welche Loyalitäten wären zu beobachten zwischen ihnen und zwischen ihnen im Hinblick auf die Eltern?

Wie gut kennen wir uns eigentlich

Der Geschwisterreihe folgend, äußerte sich Johannes als Zweiter. Er war Lehrer für Religion und Musik und war damit von der Berufswahl und vom Milieu her dem Elternhaus am nächsten geblieben. Johannes hatte der Mediation nur zögernd zugestimmt, weil er sie „eigentlich“

nicht für erforderlich hielt. Er hatte von seinem Vater dessen über Jahrzehnte entstandene kostbare Plattensammlung geerbt. Dies erfüllte ihn, wie er sagte, mit großem Glück in zweierlei Hinsicht: Zum einen waren diese Platten für ihn mit sehr vielen guten Erinnerungen an den Vater verbunden, weil dieser sie gern mit dem Sohn gemeinsam angehört hatte. – Das erste „Weihnachtsoratorium" von Bach auf Platte sei so ein Erlebnis gewesen, die Mutter sei mit den Schwestern verreist gewesen und diese Stunden mit dem Vater wisse er immer noch ganz genau. Und für die Gegenwart habe er sich zum anderen vorgenommen, noch einmal einen Plattenspieler anzuschaffen, sich selbst zur Freude, aber vielleicht auch für den Unterricht. Johannes nahm sich Zeit für seine Stellungnahme, er berichtete noch von seiner Frau und seinen beiden Söhnen. Und dann äußerte er den Wunsch, in das väterliche Haus mit seiner Familie einziehen zu können.

Der Sohn Johannes nahm sich in dieser ersten Orientierungssitzung so viel Zeit, dass wir unter dem Gesichtspunkt eines möglichen Ungleichgewichtes darauf dringen mussten, seine Darstellung eher zügig abzuschließen. Er schien sehr im Reinen mit sich, hatte, wenn auch in Variation, den Weg des Vaters fortgesetzt. Er hatte im Gegensatz zu seinen Schwestern eine Familie gegründet und war gestützt und gewärmt, so schien es uns, von einem Kokon väterlicher (elterlicher?) Zustimmung und Anerkennung. Sein Wunsch, in den Lebensort des Vaters einzuziehen, bestätigte uns diesen Eindruck. Er verstand sich vielleicht als der Erbe, unangefochten, mit persönlicher selbstverständlicher Nähe zum zu Vererbenden, zum Elternhaus, Kindheitshaus.

Das System der Geschwister zeigt sich in der Mediation

Blieb Luise, die Jüngste. Luise, die sich die Mediation gewünscht hatte. Sie hatte das letzte halbe Jahr den Vater gepflegt. Da sie den Beruf der Altenpflegerin sogar gelernt hatte, wünschte sich der Vater irgendwann ihre Hilfe. Dieses Gespräch mit dem Vater sei damals ganz überraschend für sie gekommen und sie habe eher zähneknirschend zugesagt.

Ihre damalige Dienststelle sei einverstanden gewesen. Die Entscheidung bedeutete auch, dass sie nun von ihrem Freund getrennt lebte. Im Laufe der Monate, so berichtete Luise, habe der Vater immer wieder betont, „Es soll dein Schaden nicht sein, dass du jetzt für mich da bist.“ Wie das nun aussehen könne, habe sie nicht geahnt. Jetzt aber war sie enttäuscht, dass der Vater keine schriftliche Verfügung für sie mit irgendeiner Art von Extrabonus getroffen hatte. Luise erwähnte auch, wie sie immer mal wieder mit den Geschwistern darüber habe sprechen wollen, dass sie nun so allein für den Vater da sein müsse, aber die hätten sie überhaupt nicht unterstützt. Sie habe sich jetzt auch überlegt, dass sie gern fest ins Haus ziehen würde, ihren Freund nachholen.

Wenn wir uns vielleicht bis dahin gefragt hatten, was wohl in dieser Mediation regelungsbedürftig sein würde, so deutete sich jetzt eine Unterschiedlichkeit zwischen den Geschwistern an. Auf der Ebene der Interessen gab es zwei Wohnwünsche im Hinblick auf das Haus sowie eine Verkaufsidee. Auf der Ebene der Bedürfnisse gab es auf Seiten der jüngsten Schwester einen klaren Wunsch nach Respekt für ihre Arbeit, ihren Einsatz. Getrennt, jeweils im eigenen Leben befangen, war der Kontakt in den letzten Jahren zwischen den Geschwistern sehr sporadisch gewesen. Ohne große Verantwortung auch füreinander. Hier in der Mediation begegneten sich die Geschwister nun neu, als Ansprüche Äußernde, als in unterschiedlichen Loyalitäten Verbundene.

Die Älteste gegenüber den beiden Jüngeren, denen gegenüber auch sie den Wunsch hat, mehr Respekt zu erfahren. Der Mittlere gegenüber den Schwestern, die keine Familien gegründet haben und denen gegenüber er sich deutlich unterschieden und mit seinen Kindern auch unterstützensbedürftig fühlt. Und die Jüngste gegenüber den beiden Älteren, die sich nach ihrer Ansicht zu wenig gekümmert hatten.

Im Laufe von fünf Mediationssitzungen konnten die Geschwister beginnen, Erfahrungen miteinander zu teilen: die individuellen Erinnerungen an den Vater im guten wie im enttäuschten Sinne, gute Situationen als Kinder miteinander, den nicht besprochenen Tod der Mutter und eben auch die wechselseitigen Bewertungen als Geschwister voneinander.

Soviel solange nicht besprochen

Im Hinblick auf die älteste Tochter Elisabeth etwa wurde zunächst eine gewisse Distanz zwischen ihr und den beiden anderen Geschwistern deutlich, beide konnotierten deren Arbeit und Erfolg eher spöttisch. Auf unser Nachfragen erklärten sie uns schließlich und damit ihr, dass sie sich damals sehr von ihr verlassen fühlten, als auch sie – unmittelbar nach dem Tod der Mutter – gegangen war, ins fremde Land, sie allein ließ und wie sie sich – aus ihrer Wahrnehmung – dort ein schönes Leben machte. So selten sei sie danach „nach Hause" gekommen, so wenig habe sie sich um den gebrechlichen Vater gekümmert. Elisabeth wiederum teilte zum ersten Mal mit, dass dies für sie selbst eine notwendige Flucht gewesen wäre nach dem Tod der Mutter. Ihr sei der Boden unter den Füßen weggezogen gewesen und sie habe die Stabilisierung dieser Distanzierung und Ausbildung gebraucht. Immer habe sich der Vater auf sie gestützt und beim Tod der Mutter habe sie diese Stützung nicht leisten können. Es täte ihr leid, den beiden nicht hilfreicher gewesen zu sein. Nach dieser Schilderung trat ein beruhigtes Schweigen in der Runde ein. Wir ermutigten zu einer Pause, und die Geschwister nutzten die Unterbrechung zu einem gemeinsamen Spaziergang.

Die jüngste Tochter Luise allerdings verblieb im Laufe der Mediation nicht in der Allianz mit dem Bruder gegen die „Große,“ sondern sie warf, schließlich unter Tränen den beiden Älteren vor, sich zu sehr auf ihre Pflege des Vaters verlassen zu haben. Mit Verbitterung beschrieb sie die notwendigen Hilfestellungen und Handreichungen, die für sie bei ihrem sehr geliebten Vater auch dann nicht einfach gewesen seien, wenn sie für Altenpflege ausgebildet sei. Eine Kränkung wurde deutlich, weil die Geschwister sie immer auf eben diese Qualifikation verwiesen hatten: „Du hast das doch gelernt.“ Auch hier war wichtig, die anderen beiden Geschwister dazu zu ermutigen, ihren heutigen Blick auf die Leistung der kleinen Schwester zu äußern und wenn auch spät, aber wichtig – ihren Dank dafür zu formulieren.

Heute und in 10 Jahren

Nach unterschiedlichsten Optionen hieß die Einigung zwischen den Geschwistern schließlich: Luise würde zunächst einmal tatsächlich gemeinsam mit ihrem Freund in das Elternhaus einziehen und zwar mietfrei, um auf diese Weise ihre pflegerische Leistung für den Vater „angerechnet" zu bekommen. Nach 10 Jahren dann, wenn das jüngste Kind von Johannes volljährig wird, wollen sich die 3 Geschwister noch einmal im Rahmen einer Mediation zusammensetzen und überlegen, wie dann zukünftig mit dem Haus zu verfahren wäre.

Die Optionen für eine Veränderung in 10 Jahren lauteten

1. Luise zieht aus dem Haus aus und Johannes wird in das Haus einziehen. Er wird dann seine Schwestern auszahlen, und zwar nach dem Wert, den das Haus zu diesem Zeitpunkt haben wird.

2. Johannes möchte nicht in das Haus einziehen, dann wird es verkauft und der Verkaufserlös dann zu gleichen Teilen an die Geschwister ausgezahlt.

3. Bei Unklarheit hinsichtlich einer gemeinsamen Entscheidung wird von allen drei Geschwistern eine Mediation aufgesucht.

Was der Vater gewollt hätte

Der Ausgang der Mediation erlaubte den Geschwistern, einen Ausgleich im Hinblick auf ihre gegenwärtigen Bedürfnisse herzustellen, der gleichzeitig für die jüngste Tochter einen deutlichen Dank zum Ausdruck brachte. Weiterhin war mit der Perspektive auf eine zusätzliche Entscheidung in 10 Jahren eine Gemeinsamkeit gestiftet: eine gemeinsame Zielsetzung, die Kontakt und Nähe ermöglichen würde.

In der Erbenmediation zeigt sich, vielleicht noch mehr als in anderen Familienmediationen, die Dynamik der Lebensbilanz, die durch den Tod eines Menschen entsteht. Es zeigen sich die unterschiedlichen Ebenen z.B. von gemeinsamen familiären Traditionen neben der individuellen Lebensplanung sowie der „objektiven" finanziellen, wirtschaftlichen Situation. Mehr noch als bei Scheidungen/ Trennungen sind z.B. Geschwister, mit ihrer gemeinsamen Kindheit, der Erfahrung der Eltern, in einer speziellen und großen Nähe, die die Mediationsarbeit erleichtern, aber auch erschweren können.

Wie häufig auch in anderen Familienmediationen, verschob sich ebenfalls in dieser Mediation der Fokus der Fakten und Interessen auf die dahinter liegenden Bedürfnisse der Medianten aneinander. Das Geld, die materiellen Werte, wurden relativiert und traten letztlich in den Hintergrund im Vergleich zu dem emotionalen Ausgleich, den die Geschwister fanden, einem Ausgleich, mit dem sie in die nächsten Jahre gehen wollten, in neu entdeckter Nähe und mit wieder entdeckter und geäußerter Wertschätzung füreinander. Und in Vereinbarkeit zu den gemeinsamen Familientraditionen und dem, was sie vermuten konnten, was der Vater, ihr Vater, gewollt hätte.

Christoph C. Paul
Rechtsanwalt – Notar – Mediator (BAFM)
Tel: 030 / 217 68 69
E-Mail: info@paul-partner.eu
www.paul-partner.eu

Sabine Zurmühl M.A.
Pädagogin – Autorin – Mediatorin (BAFM)
Tel: 030 / 213 11 49
E-Mail: sabine.zurmuehl@gmx.de
www.freie-praxis-mediation.de

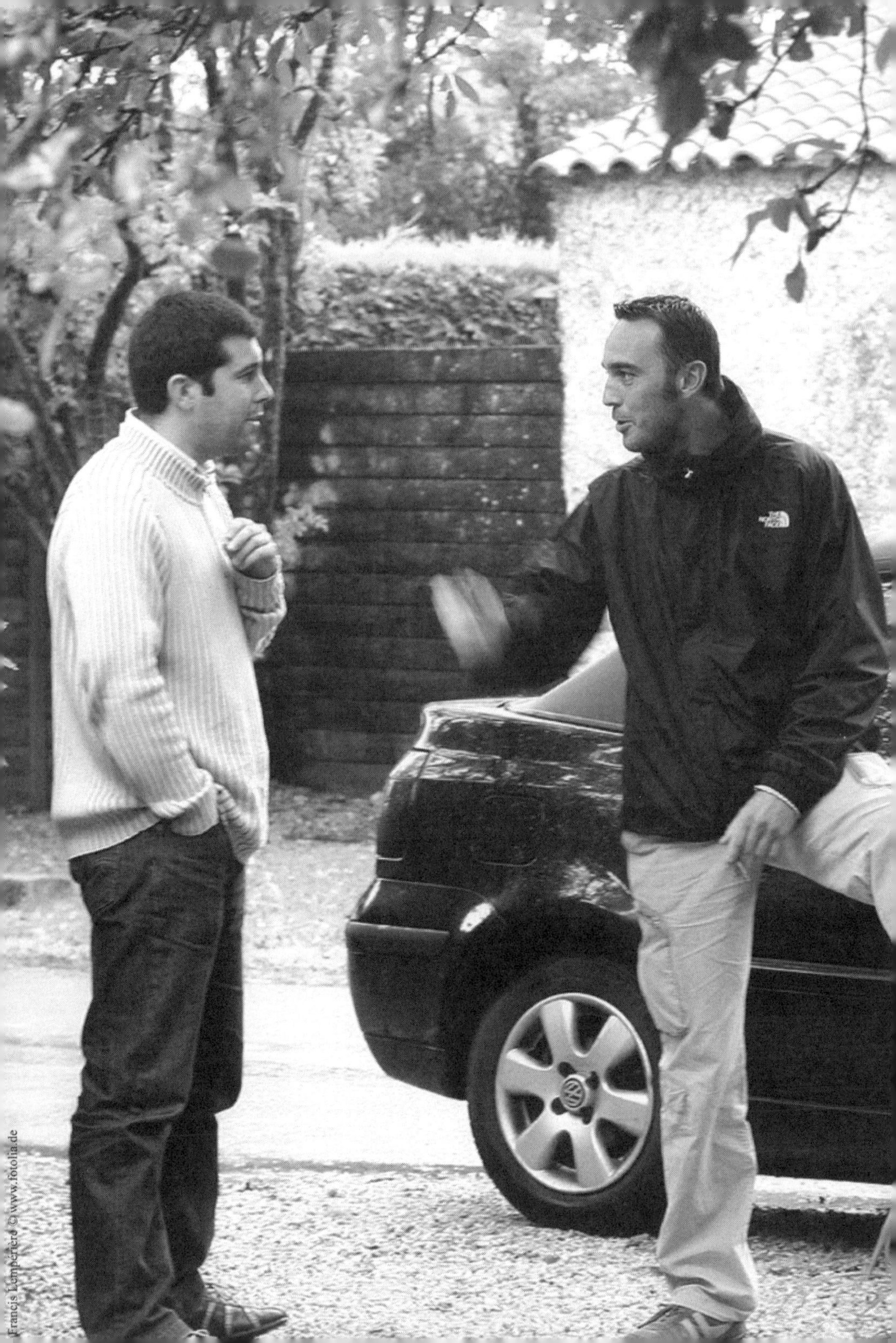

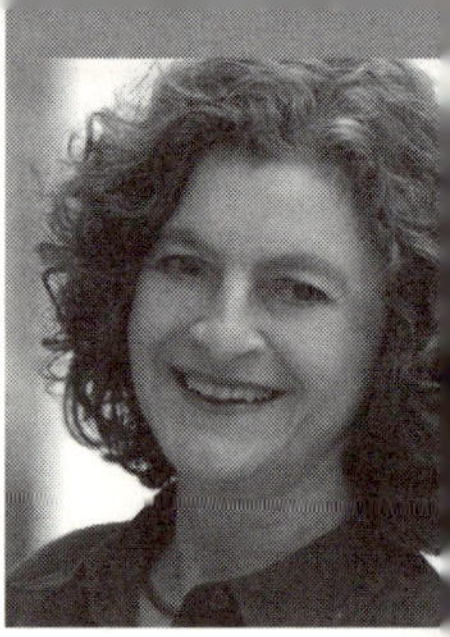

Die Macht der Optik

Wie kann der Stein ins Rollen kommen?

Ingrid Pfeiffer

Uwe Balinger und Norbert Küfer hatten vor 22 Jahren ihre Einfamilienhäuser am Rande der Stadt gebaut. In den darauf folgenden Jahren waren sich die Familien Küfer und Balinger näher gekommen. Viele Jahre herrschte ein freundschaftliches Verhältnis.
Vor etwa vier Jahren entdeckte Herr Balinger eines Abends an seinem neuen BMW, der in der Einfahrt auf der Grenze zwischen beiden Grundstücken stand, einen langen Kratzer an der Küfers zugewandten Seite.
Herr Balinger bezichtigte spontan und ohne Nachfrage den Sohn der Familie Küfer als Täter. Daraufhin begannen die gegenseitigen Beschimpfungen, die immer heftiger wurden. Es folgten Handlungen, die aus der Perspektive der jeweiligen Gegenseite als feindselig empfunden wurden. Das nachbarschaftliche Verhältnis wurde zunehmend schwieriger und feindseliger.

Von all dem ahnte ich noch nichts, als mich im Sommer letzten Jahres Frau Mannheimer anrief und um Hilfe bat. Sie erzählte mir, dass sich ihre beiden Nachbarn, Herr Küfer und Herr Balinger, auf der gegenüber liegenden Straßenseite so lautstark anschrieen, dass der nachbarschaftliche Frieden in ihrem Straßenabschnitt gefährdet sei. Sie wende sich an mich auf Empfehlung einer Freundin, die bei einem Nachbarschaftsstreit mit Mediation gute Erfahrungen gemacht hatte. Frau Mannheimer fragt, ob ich Kontakt zu den beiden Streithähnen aufnehmen könne. Sie möchte, dass in ihrer Nachbarschaft wieder Ruhe einkehrt. Ich bespreche mit Frau Mannheimer, wie sie ihre Nachbarn ansprechen könnte, lasse mir ihre Adresse geben und schicke ihr Informationsbroschüren zu.

Zwei Wochen später ruft mich Frau Balinger an. Sie vereinbart mit mir einen Termin für ein persönliches Gespräch; ihr Mann weiß nichts davon. In diesem Vorgespräch lasse ich sie die aktuelle Situation in groben Zügen schildern. Bei mir kommt sehr deutlich an, dass Frau Balinger in großer Not ist; sie fühlt sich in ihrem eigenen Haus nicht mehr wohl. Dann stelle ich die Frage, wie es voraussichtlich weitergehen wird, falls sich nichts Entscheidendes ändert. Daraufhin bricht sie in Tränen und verzweifeltes Schluchzen aus. Wenn sich nichts ändert, wolle sie dort eigentlich nicht mehr wohnen bleiben. Auf meine Nachfrage schildert sie genau, was noch alles Schlimmes passieren könnte:

Die Nachbarn könnten ihren Hund nicht nur anschreien oder einsperren, sondern ihm etwas Verdorbenes oder gar Vergiftetes zu fressen geben…

Wieder bricht sie in Tränen aus. Danach fallen ihr unter Schluchzen noch weitere Horrorszenarien ein, die sie bereits in ihren nächtlichen Alpträumen durchlebt hat.

Nachdem sie sich wieder etwas beruhigt hat, frage ich die andere Seite der Medaille ab: Wie könnte die Situation aussehen, wenn ein Wunder geschähe? Frau Balinger beginnt spontan zu lächeln. Nachdenklich sagt sie: „Dann würden wir vielleicht wieder zusammen Karten spielen wie früher.“

Mit meiner dritten und letzten Frage versuche ich, ihre Veränderungsbereitschaft auszuloten:

„Angenommen, Sie würden nicht auf ein Einlenken der Familie Küfer warten, welchen ersten kleinen Schritt könnten Sie selbst tun, um zu einer Beruhigung der Situation beizutragen?“

Frau Balinger ist zunächst ratlos. Nach längerem Überlegen meint sie, sie könnte das Auto wieder wie früher in der Einfahrt statt auf der gegenüber liegenden Straßenseite parken. Da ich dieses „Friedenszeichen“ zunächst nicht verstehe, muss ich um eine Erklärung bitten. Daraufhin wird mir die damalige Situation, der Auslöser der Streitigkeiten, geschildert. In diesem Zusammenhang bekomme ich den Eindruck, dass Frau Balinger manche Dinge macht, um ihrem Mann nicht in den Rücken zu fallen. Diesen Eindruck behalte ich aber für mich.

Nachdem Frau Balinger auch auf Nachfragen keine weiteren Möglichkeiten des Entgegenkommens einfallen, verabschieden wir uns mit der Verabredung, dass sie diesen „Versuch“ wagt – egal, wie ihr Mann darauf reagiert.

Schon zwei Tage später erhalte ich von Frau Balinger den aufgeregten Anruf, dass ihre Nachbarin, Frau Küfer sich telefonisch bei ihr gemeldet und sich beschwert habe, Familie Balinger solle das Auto in die Garage fahren oder woanders parken, weil sie keine falschen Beschuldigungen zu hören bekommen möchte. Da die Nachbarin danach gleich aufgelegt habe, habe sie ihr einen Brief geschrieben, in dem sie erklärt habe, sie wolle die alte Geschichte vergessen und der Nachbarschaft eine neue Chance geben. In diesem Brief habe sie außerdem eine Mediation vorgeschlagen und das erhaltene Informationsmaterial beigefügt.

Ich kann es kaum fassen, aber eine Woche später ruft Frau Küfer an. Auch sie betont, dies ohne Wissen ihres Mannes zu tun. Wieder mache ich den Vorschlag, sich zu einem persönlichen Vorgespräch zu treffen, den Frau Küfer gerne annimmt.

Dieses Vorgespräch verläuft ähnlich wie das erste. Ich stelle die gleichen drei Fragen. Auf die ersten beiden Fragen erhalte ich ähnliche Antworten. Auf meine dritte Frage nach eigenen Schritten des Entgegenkommens fällt Frau Küfer sofort ein, sie könnte wieder wie früher die Chorproben besuchen. Auf Nachfrage erfahre ich, dass die beiden Nachbarinnen dies früher gemeinsam gemacht haben. Jahrelang sei Frau Küfer nicht mehr zu den Proben gegangen, weil sie nicht auf Frau Balinger treffen wollte. Diese Phase wolle sie nun beenden, sie singe schließlich gerne, meint sie in selbstsicherem Ton, der fast ein wenig trotzig wirkt.

Obwohl es mich „juckt,“ weitere mögliche Schritte anzusprechen, verkneife ich mir den Impuls und warte ab. (Beide Frauen hatten ihr Einzelgespräch jeweils bar bezahlt.)

Die beiden Frauen begegnen sich bei den Chorproben. Beim ersten Mal gibt es nur Blickkontakt, beim zweiten Mal grüßen sie sich. Beim dritten Mal gehen sie den Rückweg nebeneinander her und sprechen über die Chorprobe. Erst beim vierten Mal überwindet sich Frau Balinger dazu, ihre Nachbarin auf den Konflikt anzusprechen. Sie teilt ihr mit, dass sie die Situation belastet und dass sie sich eine Beruhigung wünscht. Beide versprechen sich, mit ihren Männern zu reden und sie zu einem gemeinsamen Mediationsgespräch zu bewegen.

Von dieser Entwicklung erfahre ich erst zwei Monate nach den Vorgesprächen mit den Frauen bei einem ersten gemeinsamen Mediationsgespräch der beiden zerstrittenen Ehepaare. Über die Haltung der Männer habe ich bisher nichts erfahren; ich habe aber auch nicht ausdrücklich danach gefragt.

Dann sitzen sie alle vier vor mir. Auf meine erste Frage an die beiden Männer nach ihren Erwartungen an die Mediation antworten beide fast gleichzeitig und mit sehr ähnlichen Formulierungen, dass sie eine weitere Zuspitzung der Situation vermeiden möchten. Ich paraphrasiere diese Bemerkungen leicht unterschiedlich und frage nach, ob ich richtig verstanden habe, dass sich beide eine Entspannung der Situation wünschten. Beide Männer nicken, ohne mich anzusehen – als wäre ihnen dieses Eingeständnis peinlich. Deshalb fallen meine nächsten Bemerkungen ganz nüchtern und sachlich aus. Ich erläutere, wie ich in der Mediation arbeite, und erkläre meine Rolle. Dann frage ich beide nacheinander, welche Punkte es ihrer Meinung nach zu klären gibt.
Herr Küfer sagt, er wolle, dass Herr Balinger endlich diese alten Vorwürfe gegen seinen Sohn zurücknehme. Sein Sohn habe mit dem Kratzer an seinem BMW nichts zu tun gehabt.
Herr Balinger will gleich wieder in die Luft gehen, wird aber von seiner Frau zurückgehalten. Er meint, wenn das so sei, habe er nichts zu besprechen.

Ich bezeichne die damalige Geschichte als „ungeklärtes Ereignis“ und als Wendepunkt in der nachbarschaftlichen Beziehung. Beide Ehepaare stimmen mir zu. Auf meine Bitte, mir zu schildern, wie das nachbarschaftliche Verhältnis vor dem Kratzer war, höre ich von beiden Ehepaaren nur positive Schilderungen von gegenseitiger Unterstützung, als die Kinder noch klein waren, und später von gemeinsamem Kartenspielen und von Grillabenden. Die beiden Paare geraten fast ins Schwelgen bei der Erinnerung an die alten Zeiten. Plötzlich wird Herr Balinger still. Dann sagt er zu seiner Frau, sie solle sich doch nichts vormachen, sie hätten sich oft genug über den jungen Dieter Küfer geärgert, wenn er spät nachts mit seinem lauten Motorrad nach Hause kam oder seine wilden Partys feierte, wenn seine Eltern nicht zuhause waren. Auf meine Frage, was sie meinen, wie es ohne diesen Kratzer weiter gegangen wäre, sagen die Balingers, dass es sicherlich irgendwann auch so geknallt hätte. Das Ehepaar Küfer ist darüber sehr erstaunt. Mit großer Verwunderung fragen sie, warum die Balingers ihnen damals nie direkt etwas gesagt haben. Sie hätten absolut keine Ahnung davon gehabt, dass sie das Verhalten ihres Sohnes so sehr genervt habe. Sie glauben, sich sogar daran zu erinnern, dass man gemeinsam Witze über Dieters nächtliche Eskapaden gemacht habe. Frau Balinger wundert sich, dass ihr Unmut damals überhaupt nicht angekommen ist.

Es wird noch über einige Ereignisse der letzten vier Jahre gesprochen, an denen sich der Unmut auf beiden Seiten immer wieder hochgeschaukelt hatte. Beide Seiten geben Fehler und Überreaktionen zu. Die Atmosphäre ist inzwischen lockerer geworden.
Dann kommt Herr Küfer wieder auf den Kratzer zu sprechen und wird dabei erneut wütend. Ich gehe auf diese Wut ein, indem ich frage, was ihn denn noch heute am meisten ärgert. Spontan blickt er Uwe Balinger an und sagt: „Dass du nicht mal gefragt hast!“ Auf Nachfragen erfahre ich, dass Herr Küfer es damals selbst für möglich gehalten habe, dass sein Sohn Dieter den Kratzer verursacht hatte. Er habe ihn sich deshalb auch „vorgeknöpft“ und sei sich nicht sicher gewesen, ob dieser ihm

die Wahrheit sagte. Er hätte sich deshalb auch auf eine Beteiligung an der Schadensregulierung eingelassen, wenn Uwe Küfer ihn direkt auf die Sache angesprochen hätte. Maßlos geärgert und auch verletzt habe ihn, dass einer, von dem er glaubte, dass er sein Freund ist, dann in der Nachbarschaft verbreitet habe, dass der junge Küfer sein Auto beschädigt habe und noch nicht mal dazu stehe. „Das war doch die eigentliche Unverschämtheit, nicht der Kratzer selbst!“ sagt Herr Küfer und schaut mich mit fragendem Blick an, als warte er auf meine Zustimmung. Ich versuche, den Ball weiter zu geben, indem ich Herrn Balinger frage, ob er sich in die gerade von Herrn Küfer geschilderte Lage hineinversetzen könne. Herr Balinger meint, er sei damals so stinksauer über die Beschädigung seines Autos gewesen, dass er seinen damaligen Freund nicht ansprechen konnte, weil er Angst hatte, ausfällig zu werden. Daher habe er ihm gegenüber lieber geschwiegen. Er habe gehofft, dass er auf ihn zukomme und sich alles von selbst kläre. Aber dann sei alles noch viel schlimmer gekommen. Herr Balinger wirkt sehr beklemmt, als er das sagt.
Herr Küfer und die beiden Frauen wirken nachdenklich.

Um zu verhindern, dass Herr Balinger sich in die Ecke gedrängt fühlt, beschließe ich, den derzeitigen Stand zu visualisieren, indem ich den Verlauf der nachbarschaftlichen Beziehungen in Form einer Zeitlinie an die Flipchart zeichne. Dann fange ich an, diesen Zeitstrahl in Abschnitte einzuteilen: 18 gute, freundschaftliche Jahre, der ungeklärte Kratzer als Wendepunkt und dann 4 Jahre Nachbarschaftskrieg. Beim Zeichnen erkläre ich meine Überlegungen. Dann warte ich ab.
Die optische Darstellung wirkt für sich. Die Beteiligten kommen ins Nachdenken.
Jetzt werden die Frauen wieder aktiv. Sie sagen ihren Männern recht deutlich, wie sehr sie unter den Feindseligkeiten der letzten Jahre gelitten haben, und dass nun Schluss sein soll.

Damit ist der richtige Zeitpunkt gekommen, um darüber nachzudenken, was jeder braucht, um wieder Vertrauen aufzubauen und dem nachbarschaftlichen Verhältnis eine neue Chance zu geben.

Ingrid Pfeiffer
Dipl.-Päd., Familientherapeutin, Supervisorin DGSv,
Mediatorin und Ausbilderin BM und BAFM
Bachstr. 32
70563 Stuttgart
Tel.: 0711 / 735 37 69
E-Mail: ingrid-pfeiffer@gmx.de
www.pfeiffer-mediation.de

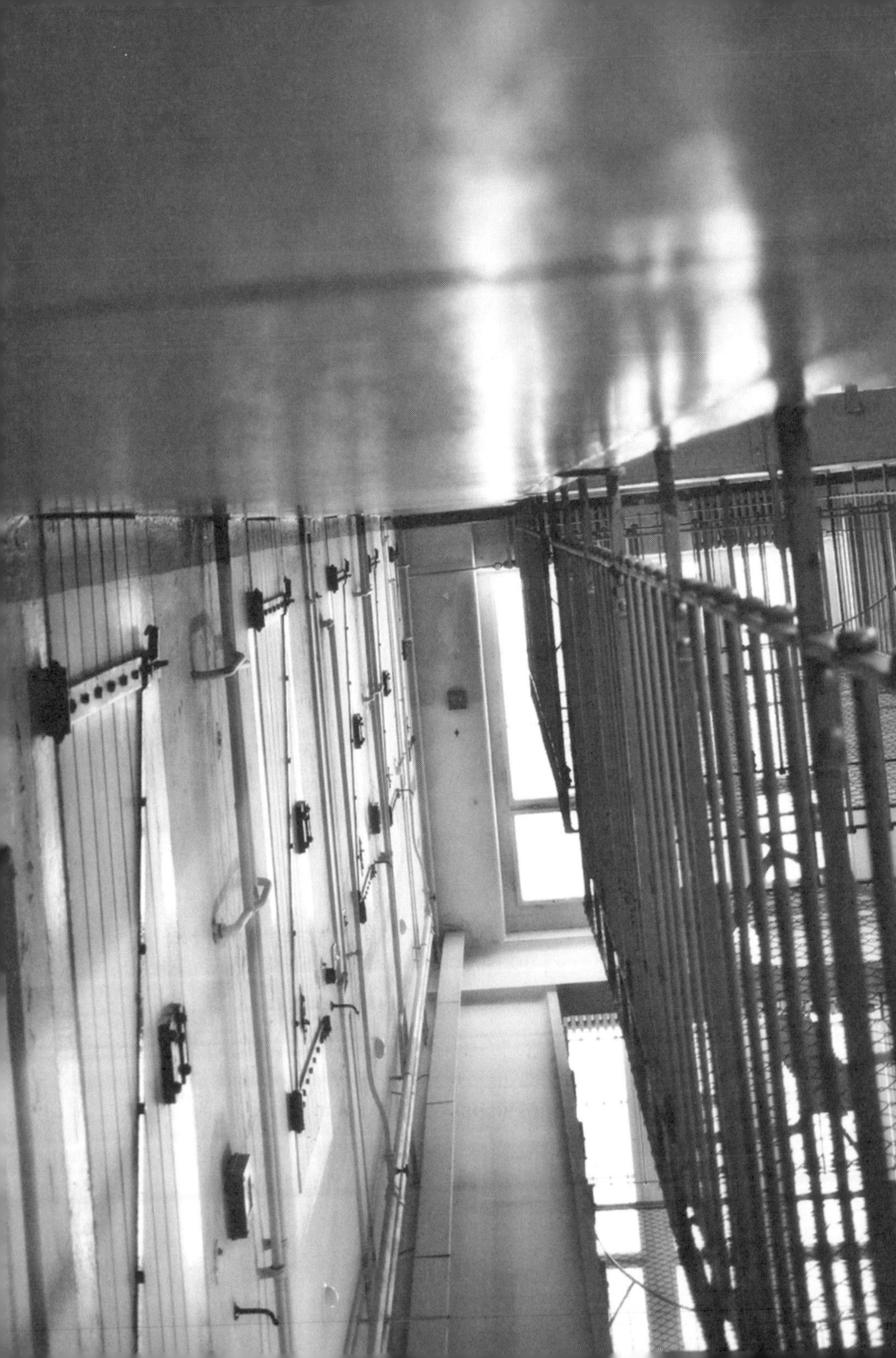

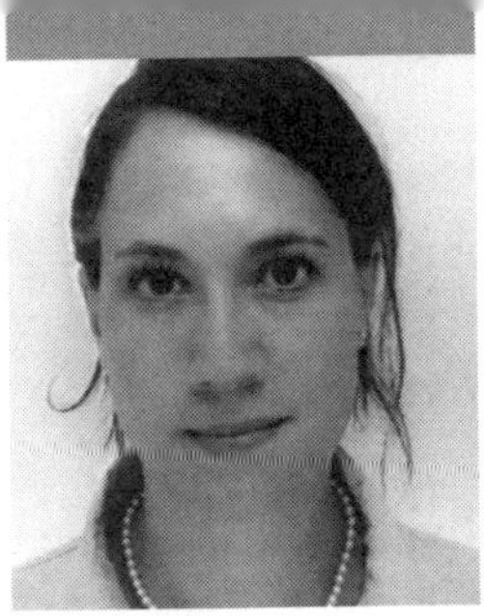

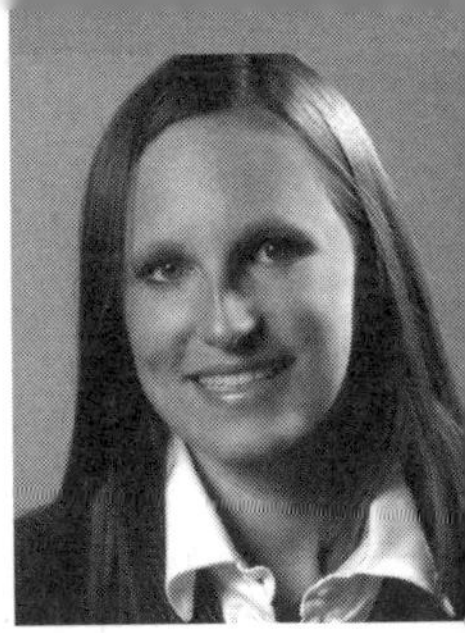

Arbeitsverlust, ein Frust

Mediation in der größten Strafanstalt der Schweiz

Jennifer Günter und Anja Zumstein

Das schweizerische Recht hält fest, dass die Gefangenen im Strafvollzug zu beschäftigen sind. Dafür erhalten diese ein Arbeitsentgelt, welches gerade ausreicht, um ihre Grundbedürfnisse zu decken und allenfalls den Familienangehörigen außerhalb der Mauern einen kleinen finanziellen Zustupf zu schicken. Für die meisten Gefangenen der Strafanstalt ist es ein Trost, wenn sie ihren Kindern oder der Ehegattin mit einem kleinen Geschenk eine Freude bereiten können.

Es kommt aber leider immer wieder vor, dass den gefängnisinternen Arbeitgebern, welche in der Schweiz „Werkmeister“ genannt werden, nicht genügend Beschäftigungsplätze zur Verfügung stehen, um allen Gefangenen Arbeit zu geben. Manchmal wird deshalb ein Gefangener aufgrund seines Verhaltens oder der Tatsache, dass er neu in der Strafanstalt ist, auf eine Warteliste gesetzt. Der Gefangene Peter Meier befand sich für längere Zeit in dieser Position. Er wohnt bereits seit mehreren Jahren in der Justizvollzugsanstalt. Aufgrund mehrerer Auseinandersetzungen mit seinem Werkmeister, Herrn Rudolf Müller, wurde Peter Meier mehrere Monate auf die Warteliste gesetzt. Der Kontakt mit seiner Familie und die Beschäftigung an seinem Arbeitsplatz sind für Peter Meier sehr wichtig. Die Beschäftigung bietet ihm die nötige Struktur und Abwechslung im Alltag. Der Zelleneinschluss am Abend stellt für ihn immer wieder von neuem eine schmerzhafte Tatsache dar, welcher er nicht ausweichen kann. Aufgrund der Tatsache, dass Herr Peter Meier wegen der Auseinandersetzung mit dem Werkmeister diszipliniert worden ist und deshalb seine Zelle nur zu genau bestimmten, eingeschränkten Zeiten verlassen konnte, verbrachte er auch den größten Teil des Tages darin eingesperrt. Den einzigen Kontakt zu seinen Mitgefangenen konnte er zu Pausenzeiten oder bei der Essensabgabe aufnehmen. Herr Peter Meier fühlte sich zu diesem Zeitpunkt nicht ernst genommen. Er glaubte sein Handwerk im Arbeitsalltag gut zu verstehen, scheute die Herausforderung von schwierigen Arbeiten nicht, und wollte deshalb auch dementsprechend eingesetzt werden. Er wünschte sich einen respektvollen Umgang und die Anerkennung für das, was er tut.

Auch der Werkmeister, Herr Rudolf Müller leidet, unter dieser schwierigen Situation. Für ihn stellen die Ungereimtheiten mit Herrn Peter Meier jeden Tag von neuem eine Herausforderung im Arbeitsalltag dar. Immer wieder kostet es ihn Kraft, die Situation nicht eskalieren zu lassen, und seine Nerven drohen, bei jeder erneuten Konfrontation strapaziert zu werden. Er wünscht sich einen angemessenen Umgangston mit Herrn Meier. Dieser soll verstehen, dass die Arbeit im Gefängnis mit unausweichlichen Rahmenbedingungen verbunden ist, welche von ihm nicht änderbar und deshalb zu respektieren sind.

Doch wie schafft man es, in einem so hierarchischen Umfeld, das Gleichgewicht wiederherzustellen?

Die Tatsache, dass die Situation für beide Parteien so nicht länger tragbar war, schuf die Voraussetzung für die Einwilligung zu einem ersten Gespräch und somit zu einer Mediation im Strafvollzug. Beide Parteien hatten das Bedürfnis, einen Neustart zu machen, um zukünftigen Konflikten aus dem Weg gehen zu können.

Schnell konnte bei einem ersten Gespräch eine Vereinbarung getroffen werden, in der sich beide Parteien bereit erklärt haben, eine Mediation durchzuführen. Gleichzeitig wurden auch die Regeln festgehalten, wie sich die Parteien während der Mediation zu verhalten haben. So war es beiden Parteien wichtig, bereits während der Mediation einen respektvollen Umgangston zu wählen sowie einander aussprechen zu lassen und zuzuhören. Der erste Schritt war geschafft, einer Mediation stand nun nichts mehr im Weg.

Ein wichtiger Aspekt war es, die Parteien als gleichwertige Menschen zu betrachten und zu behandeln. Der Grund für den Gefängnisaufent-

halt von Herrn Peter Meier durfte keine Rolle spielen und auch die Atmosphäre im Raum musste trotz der Tatsache, dass alles hinter Gitter stattfand, möglichst freundlich sein.
In einem nächsten Schritt wurden die Themen gesammelt. Schnell wurde klar, dass der Umgang miteinander ein zentrales Thema bleiben würde, welches nicht nur in den vereinbarten Verhaltensregeln Eingang finden würde. Alsdann versuchten beide Parteien zu allen Themen ihre Sichtweisen und die Gründe, die dahinter stecken, darzulegen. Herr Peter Meier betonte, dass für ihn nicht nur die Entlöhnung ein wichtiger Faktor sei, sondern schon alleine der Umstand, dass der Werkmeister Rudolf Müller seine Arbeit schätze, löse bei ihm eine große Zufriedenheit oder gar Entspannung aus. Ja, er könne sogar sagen, dass sein Selbstwertgefühl dadurch gesteigert werde. Für ihn ist dies eine wichtige Voraussetzung für eine gegenseitige Respekthaltung und Vertrauensbildung. Gemeinsam wurden so die Lösungsvorschläge erarbeitet und alsdann eine mögliche Lösung ausgewählt. Es kristallisierte sich auch heraus, dass Herr Rudolf Müller mit der handwerklichen Arbeit von Herrn Peter Meier grundsätzlich auch sehr zufrieden war, was diesen auch tatsächlich wieder zuversichtlich stimmte. Am Schluss konnte auf diesem Weg eine Lösung erarbeitet werden, welche auch heute, d.h. ein halbes Jahr später, noch zum guten Umgang im Arbeitsalltag beiträgt. So wird auch im Vollzugsalltag eine durchaus zufriedenstellende Zusammenarbeit ermöglicht.
Die Mediation im Gefängnis war an viele äußere Umstände gekoppelt, welche ein spezielles Vorgehen erforderten. So gab es immer wieder Tatsachen, welche aufgrund der äußeren Umstände einfach nicht veränderbar waren. Es bestanden Rahmenbedingungen, die nicht überschritten werden konnten. Des Weiteren hatten wir auch nicht in allen Belangen die Entscheidungsbefugnis, etwas zu ändern. Als Mediatorinnen hatten wir nicht nur gegenüber den Medianten eine unterstützende und nicht beratende Stimme, sondern wir konnten auch die erarbeiteten Lösungsvorschläge in gewissen Bereichen nicht einfach mit guten Wünschen an die Beteiligten zur Umsetzung übergeben, sondern waren außerdem auf die Einwilligung der Gefängnisleitung angewiesen.

Trotz dieser etwas eingeschränkten Werkzeuge ist es uns gelungen, zwischen Herrn Peter Meier und Herrn Rudolf Müller eine Vereinbarung zu schaffen, welche es beiden Parteien heute noch ermöglicht, ohne größere Konflikte zusammenzuarbeiten.
Für Herrn Peter Meier war es ein gutes Erlebnis mit seinen Bedürfnissen ernst genommen zu werden. Er ist dankbar, dass Herr Rudolf Müller offen dafür war, seine Anliegen anzuhören. Für ihn war die Mediation deshalb sehr prägend, weil er mit seinem Arbeitsentgelt sowohl seine Grundbedürfnisse decken kann, welche ihm den Alltag im Gefängnis wenigstens ein wenig versüßen, und zudem so die Möglichkeit hat, seine Familie mit kleinen Geschenken zu überraschen. Außerdem kann er sich durch den friedlichen Umgang mit seinem „Vorgesetzten“ viel besser auf die Arbeit konzentrieren und speditiv arbeiten. Diese Tatsachen bilden für ihn den notwendigen und unseres Erachtens wichtigen Ausgleich zum Gefängnisalltag.

Mediationsbüro Günter & Zumstein
lic.iur. Jennifer Anne Günter und lic.iur Anja Zumstein
Tel.: +41 (0) 762686045
E-Mail: treffpunktmediation@gmail.com
www.treffpunkt-mediation.ch

Fachverbände

Bundesarbeitsgemeinschaft für Familienmediation e.V. (BAFM)
Eisenacher Strasse 1
10777 Berlin
Tel.: 030 / 236 28 266
Fax: 030 / 214 17 57
E-Mail:
bafm-mediation@t-online.de
www.bafm-mediation.de

Bundesverband Mediation e.V. (BM)
Kirchweg 80
34119 Kassel
Tel.: 0561 / 739 64 13
Fax: 0561 / 739 64 12
E-Mail: info@bmev.de
www.bmev.de

Bundesverband Mediation in Wirtschaft und Arbeitswelt e.V. (BMWA)
Weiserstrasse 9
86368 Gersthofen
Tel.: 0821 / 58 86 43 66
Fax: 0821 / 589 12 98
E-Mail: info@bmwa.de
www.bmwa.de

Centrale für Mediation (CfM)
Gustav-Heinemann-Ufer 58
50968 Köln
Tel.: 0221 / 937 3821
Fax: 0221 / 937 3926
E-Mail: cfm@mediate.de
www.centrale-fuer-mediation.de

Weitere Informationen gibt es beim:
Bundesministerium der Justiz
Mohrenstraße 37
10117 Berlin
Tel.: 030 / 18580-0
Fax: 030 / 18 580 - 95 25
www.bmj.bund.de

Filmtipp

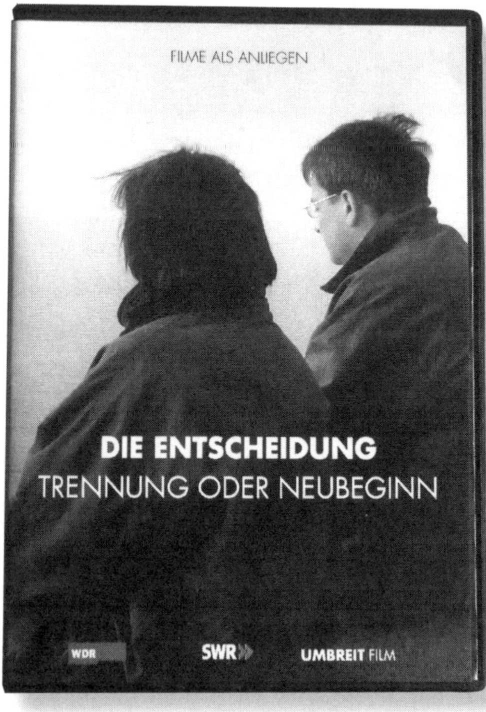

Peter E. verlässt seine Familie wegen einer anderen Frau. Das Ehepaar beschließt, statt einer schnellen und vielleicht schmutzigen Scheidung eine Mediation zu beginnen. Dieser Film zeigt eine Live-Mediation, die der Mediator und LIKOM-Leiter Siegfried Rapp durchgeführt hat. Die Filmautoren Heidi und Bernd Umbreit haben das Ehepaar Silke und Peter E. auf ihrem Weg durch die Mediation einfühlsam begleitet. Der Film erzählt in sensiblen Bildern vom „Verlassen“ und „Verlassen werden“. Er zeigt die Mediation als Weg durch die Krise.

Der Film wurde im SWR- und im WDR-Fernsehen sowie auf ARTE gesendet.
Laufzeit der DVD: 44 Min
Preis: 20,- Euro

Direktbestellung unter: LIKOM – Ludwigsburger Institut für Konfliktmanagement und Mediation | Tel.: 07141 / 6887999 | Fax: 07141 / 6887997
E-Mail: info@likom.info | www.likom.info

Leseprobe aus „Kuss oder Schluss“

In seinem ersten Buch „Kuss oder Schluss: Mediation für alle/Familien, Paare und Singles“ mit Vorworten von Jutta Lack-Strecker und Henning Scherf, beschreibt der Mediator Siegfried Rapp sechs Beziehungsgeschichten und gibt eine Anleitung, wie die eigene Beziehungsgeschichte humorvoll und doch ernsthaft betrachtet werden kann. Es folgen ein Beziehungsrezept sowie zweimal 7 Tipps für bessere Kommunikation, außerdem werden rechtliche Fragen und das Verfahren der Mediation vorgestellt.

S.71
Midlife-Krise?
Soll das schon alles gewesen sein

Szene 1
Erfolg

Ursula und Thomas Sommer sitzen gemütlich auf ihrer schwarzen Leder-Couch. Das Holzfeuer knistert im offenen Kamin. Neben der Veranda verhüllt eine dünne Schneeschicht das von Ursula angelegte Zierrosen-Beet. Mit einer gekonnten Drehung und einem kurzen kontrollierten „Plop“ öffnet Thomas den kühlen Crémant d'Alsace. Mit den Worten: „Wir haben es geschafft,“ stößt Thomas sein Glas an das von Ursula.

Die Paar-Geschichte: Ein Rückblick ins Glück
Thomas und Ursula lernen sich an einem heißen Tag im August im Alter von 24 und 20 Jahren kennen. Ursula hat schon ihre Ausbildung zur Bürokauffrau abgeschlossen. Durch ihr Engagement und ihren charmanten Umgang mit den Kunden hat sie soeben eine Stelle als Sekretärin erhalten. Thomas wird nächstes Jahr sein Uni-Examen als Elektro-Ingenieur ablegen. Er wird dieses Examen mit Auszeichnung bestehen und eine rasante Karriere in einem Weltkonzern machen. Ursula und Thomas sind wie füreinander geschaffen.

Durch Vermittlung von Ursulas Verwandten bekommen sie eine günstige Zweieinhalb-Zimmer-Wohnung angeboten. Sie beschließen kurzerhand, im Dezember desselben Jahres zusammen zu ziehen. Ursula verdient schon eigenes Geld. Sie übernimmt die Mietkosten und die Ausgaben für die ersten Anschaffungen. Sie regelt die Finanzen. Thomas bringt sein Auto mit in die Beziehung ein.
Nach drei Jahren feiern beide ihre Hochzeit im Mai. Sonne und Gäste strahlen um die Wette. Thomas findet eine Arbeitsstelle in einer renommierten Firma. Durch sein überragendes fachliches Können und sein großes Geschick im Umgang mit Vorgesetzten kommt er, ohne die Ellbogen einsetzen zu müssen, schnell in eine verantwortungsvolle Position. Bei einzelnen Großprojekten muss er bis zu 1000 Mitarbeiter koordinieren. Durch seinen herausragenden Arbeitseinsatz erzielt er erhebliche Prämien und Sonderzahlungen über sein Grundgehalt hinaus. Diese Sonderzahlungen werden zur Finanzierung eines Hauses beiseite gelegt.

Ursula arbeitet Vollzeit und kann, da Thomas auch oft spät von der Arbeit nach Hause kommt, bei Bedarf länger im Betrieb bleiben. Ihr Chef befördert sie zu seiner persönlichen Sekretärin mit einem überdurchschnittlichen Monatsgehalt.

Vier Jahre nach der Hochzeit kommen die Zwillinge Sonja und Dirk zur Welt. Dank Thomas' guten Einkommens kann Ursula zu Hause bleiben und sich um die Kinder und den Haushalt kümmern.

10 Jahre später: Fast alles erreicht

Ursula hat die Kinder bestens erzogen, Haus und Garten sind gepflegt. Thomas hat seine Karriere lückenlos fortgesetzt. Meistens kommt er nicht vor 21.00 Uhr von der Arbeit nach Hause ...